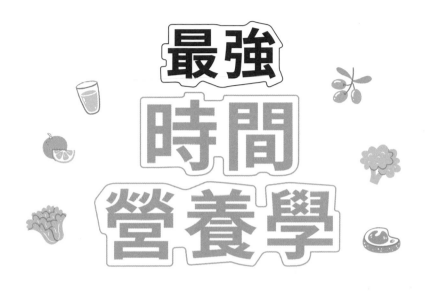

最強時間營養學

何時吃比吃什麼更重要！

讓你 吃不胖 身體好 改善睡眠品質 的健康新觀念

藥學博士 柴田重信／著　胡慧文／譯

目錄

第1章

間歇性斷食的成功關鍵在於「何時吃」

第2章

吃早餐，能幫你打造不生病的體質

第3章 幾點鐘吃、該吃什麼——最健康的飲食指南

第4章

認識自己的「晝夜節律」，預防社交時差

第5章

了解時間運動學，燃脂瘦身更輕鬆

第6章

如何善用時間營養學Q&A

③ 睡眠篇……245

〔推薦序〕

跟著太陽節律過日子，身心更健康

食物的力量．功能醫學營養師
呂美寶

細讀這本《最強時間營養學》，真是獲益良多！作者是早稻田大學柴田重信教授，也是日本時間營養學會的前會長，目前已發表超過兩百篇以上的國際學術論文，一輩子投入生理時鐘、基因表現、飲食、腸道菌相與疾病關聯性的研究，能閱讀到重量級柴田教授的中文版著作，真是我們的福氣！

柴田教授畢生研究的時間營養學（Chrono-Nutrition），與我平時諮詢與講座提倡的飲食理念相當吻合。不論你想要減重減脂、提升活力，還是抗老凍齡，繼續維持較為年輕的生理機能與樣貌，有個最不花錢又很有效的方法，那就是把生理時鐘做個調頻，調到跟太陽的節律一樣就對了！

你以為這是新興的科學觀念？其實不然，這就是老祖宗說的「日出而作，日落而息」，也就是設法讓身體的「晝夜節律」更為分明的生活模式。

為何特別強調「晝夜節律」？我們體內其實有時鐘般的節律調節機制，分別是大腦的「中央時鐘」，以及分佈在其他組織（腸道、肝臟、肺臟）的「周邊時鐘」。中央時鐘喜歡跟著太陽過日子，幫你的身體與大地同步，因此，一早起床就讓自己曬到太陽吧！

研究更發現，「吃東西的時間點」也扮演非常關鍵的角色，它有如指揮家般，主導周邊時鐘、甚至是影響中央時鐘的節奏，進而改變生理代謝。如果你經常在睡前吃消夜，就會影響中央時鐘與周邊時鐘的步調（如同腸胃道系統已經打卡下班，結果又被老闆叫回工廠加班），打亂了整個代謝的節奏。

這也就是「間歇性斷食」的核心所在：配合太陽的節律，盡量在白天進食，晚餐早一點吃完，晚間讓腸胃道休息，這樣的生理時鐘就能與太陽「同步、共時」，對健康會有很大的助益。

若你正進行間歇性斷食（168斷食），只顧及在8小時內吃完東西，卻忽略了進食時間點以及食物內容，譬如晚餐吃得最多、沒有攝取新鮮而營養的多樣化食物，這樣的斷食方式，長期下來身體只會每況愈下，不會讓你變瘦更健康。

如果你想要獲得具有實證科學證據的客觀知識，而非粗淺片面的斷食說法，想重整飲食、運動與生活習慣，為自己的生理時鐘好好調頻，改善新陳代謝、預防疾病，甚至啟動抗老基因幫助健康長壽，相信柴田教授的《最強時間營養學》可以助你一臂之力！

〔推薦序〕

超實用的時間營養學健康法

朵薇診所總營養師
余朱青

在我看診多年的營養門診經驗當中，會遇到個案千奇百怪的問題，以及五花八門的減重方式。其中，最常遇到個案提出的問題就是：「該吃什麼？」「不該吃什麼？」還有「吃消夜就容易胖？」「早餐吃多一點比較不會胖？」

很多人都說，我明明努力控制飲食，卻發現體重沒有下降，甚至還上升了?!我想每個人的生活作息不同，或許先了解你自己的生理時鐘，再決定你的飲食樣態，才能真正有效率地提升代謝及解決肥胖問題。

隨著時代演進，營養醫學的知識也不斷更迭，「找對方法、吃對食物」，利用更有效率及健康的瘦身法便成為一門顯學。本書以時間營養學為核心，帶大家探討時間與飲食搭配的重要性。「沐浴在晨光中」、「認真吃早餐」、「從晚餐到第二天早餐之前，實施空腹十二小時以上的間歇性斷食」，這三個簡單的步驟，可以校準失靈的生理時鐘，讓紊亂的作息恢復秩序，找出什麼時間點的飲食才是最佳選擇，也帶我們深入了解目前很流行的間歇性斷食法，明白該如何正確地使用斷食法，才能事半功倍。

書中也提到「早餐」對於時間營養學的重要性，透過大量科學實驗數據的結果，讓我們知道原來吃早餐有這麼多好處，同時還能啟動生理時鐘的循環。只要為我們的身體做對一件事，就可以讓代謝產生正循環，讓減重之路走得更輕鬆。

這本書提供一個全新的視角，讓你重新認識時間營養學、人體生理時鐘的運作原理，以及如何配合生理時鐘的節奏，掌握進食的最佳時機，達到強身健體、預防疾病、延緩衰老的目的。

除了時間營養學，書中也提到時間運動學，教大家如何在正確的時間吃對食物，也能在正確的時間做對的運動。讀者還可以利用書裡的一些題目與測驗，了解自身適用什麼方式的飲食及運動，是一本很實用的工具書。我相信，只要遵循作者的建議，就能享受一個更健康、更美好的生活！誠心祝福所有關心自己和家人健康的讀者們，希望你們也能從中獲得啟發和幫助。

〔前言〕

吃對時間，比吃對食物更重要！

「我努力減醣，但是體重並沒有如願減下來。」

「我每星期都會刻意撥出兩、三天時間，下班後勤跑健身中心鍛鍊，可是體檢結果仍然滿江紅。」

我經常聽聞民眾訴說諸如此類的煩惱。

在這個全民拚健康的時代，大家為了保健養生、維持合度的身材，無不卯足了勁，可是許多人卻看不到努力的成果，而為此深感挫折。生活中明明充斥這麼多聰明瘦身、逆齡抗老、延年益壽的妙方和資訊，為什麼還是幫不上我們的忙呢？

我認為，這些方法沒能發揮功效的一大原因，就在於其中忽略了「時間因素」。比方說，為了節食瘦身，談了很多「該吃什麼」、「不該吃什麼」、「要怎麼吃」，卻沒有仔細說明「何時該吃（或不該吃）」的時機問題。如果能強調正確的「時間概念」，知道「何時吃不容易胖」、「何時運動容易瘦下來」，那麼無論是採用的方法還是獲得的成果都將大不相同。

我所謂的「時間概念」，就是「人體生理時鐘的運行規律」。

人體有一套內建的生理時鐘，負責主宰我們的「飲食」、「運動」、「睡眠」等各項生理活動。二〇一七年諾貝爾醫學暨生理學獎，頒給美國的三位研究學者，這三位大獎得主因為解開「遺傳基因如何掌控人體生理時鐘運作」的謎團而獲此殊榮。

人體的每個細胞都內建了生理時鐘的遺傳基因，這組基因配合地球自轉一圈為一天的日節律，像時鐘那般滴答滴答地推動細胞進行一定的生理循環規律。

我們每天早上醒來，體溫和血壓就開始上升，為一天的活動做暖身；入夜後，體溫和血壓會緩緩下降，以便放鬆身心，自然沉入夢鄉。人體如此日復一日地規律運作，就是生理時鐘在背後推動的結果。生理時鐘規律有序，就能保護我們身心安康。

我研究的「時間營養學」，在揭密生理時鐘運作規則的同時，還要知道如何有效維持生理時鐘的正常恆定，並且配合生理時鐘的運作規律，掌握進食的要領，達到強身健體的效果。

話說人體的生理時鐘裝置實在神奇。其實不只是人類，從已知最古老的光合自營生物藍藻，到魚類、爬蟲類、鳥類、哺乳類，幾乎所有的生物體內都內建了生理時鐘裝置。人類的生理時鐘為一日週期二十四・五小時，其他生物的一日週期有的比較短，有的比較長，但仍大致遵循一天二十四小時的週期運作。

地球上從有生命誕生以來，生命體內便無可避免地會發生一定比例的生理時鐘基因突變，造成各自有長有短的生理週期規律，但是一天的週期長短如果和地球自轉週期差異過大，生物體就會難以適應大環境，在自然淘汰之下，最後只有生理時鐘近似於地球自轉週期的生物能存活下來。

絕大多數生物並不會自覺到體內的生理時鐘，大家只是遵循身體的本能過日子罷了。基本上，不會有生物故意違背自己的生理時鐘作息，例如，夜行性動物卻在白天活動，或日行性動物卻勉強自己熬夜。唯獨人類很跳tone，時不時和自己的生理時鐘作對。

人類隨著大腦皮質發達，行為已經超越動物本能，不斷拓展生命的各種可能性，盡其所能地把日子過得豐富精彩，從遊玩、工作、從事文明創造，乃至進入全球化的經濟活動，人類建構了二十四小時全年無休的忙碌社會，「輪班工作制」也應運而生。社會型態多元化，以及各行各業為求生存，日以繼夜的輪班工作制成為如今社會日益依賴的工作型態。

然而，許多人的工作性質讓他們無法配合自己的生理時鐘過生活，導致生理時鐘亂了套，嚴重損害健康。肥胖、新陳代謝症候群，帶來高血壓、糖尿病、心臟病、腦中風、失智症、癌症、憂鬱症等數不清的疾病。我認為，如今絕大多數人的健康問題，都與生理時鐘紊亂的因素脫不了關係。

那麼，人類除了像其他動物那樣，回歸到忠於自己生理時鐘的作息規律以外，難道別無他法了嗎？

開創生命的無限性可能是人類的一大特徵，如果能夠理解「時間營養學」，並懂得善加運用，那麼，在創造生命更多新可能的同時，仍能保有健康而美好的生活，也並非遙不可及的夢想。

本書提案的重點只有三項，那就是：

「沐浴在晨光中」，

「認真吃早餐」，以及

「從晚餐到第二天早餐之前，實施空腹十二小時以上的間歇性斷食」。

做到這三點，就可以校準失靈的生理時鐘，讓紊亂的作息恢復秩序，消弭容易囤積脂肪與造成新陳代謝症候群的不良生活習慣。現代醫學發現，生活節奏與生理時鐘合拍，可以預防新陳代謝症候群等生活習慣病，這一發現也成為現代的預防醫學重點。

本書第一章以許多人關心的「間歇性斷食」為例，說明在間歇性斷食的基礎上，加入「時間營養學」的觀點何其重要。我將會加註重點提示，說明將前述十二小時以上的間歇性斷食，配合人類生理時鐘的運作特性，可以發揮何等驚人的斷食功效。

第二章為大家解說「不吃早餐」的危害、不吃早餐為何會引發肥胖和新陳代謝症候群的風險。許多人為了節食減肥，或是因為抽不出時間吃早餐，乾脆省略這頓飯。但是不吃早餐不僅會強化人體的作息往「夜行性」方向發展，還會帶來「睡眠障礙」與「社交時差」問題，深陷容易發胖的不健康生活。從人體的生理特質理解吃早餐的真正意義，有助於校準生理時鐘。我也會利用兩個章節的篇幅，盡可能深入淺出地說明生理時鐘的運作原理。

第三章是時間營養學的「進食法」實踐篇。從時間營養學的觀點，掌握「何時吃不容易發胖」、「何時吃能更有效利用營養」，並介紹三餐與點心的理想進食法。

第四章針對多數現代人共同面臨的睡眠失調煩惱，解說睡眠失調與生理時鐘紊亂的因果關係。「睡眠失調」與「飲食失序」都和生理時鐘紊亂有關，也是引發肥胖、新陳代謝症候群等健康問題的原因。懂得如何自行校準生理時鐘，可望有效提升睡眠品質。

第五章從時間營養學延伸至「時間運動學」，說明何時運動容易瘦身、何時運動容易長肌肉。時間運動學的研究一開始，只是簡單觀察「改變運動時間，可能對身體造成哪些影響」，但如今已積極朝向疾病治療及復健、打造健康身心等面向發展。

為了將時間營養學和時間運動學更加有效落實在日常生活中，第六章以Q&A的形式，介紹實踐的具體方法。

只要我們還活在人世，就無法擺脫時間的限制。尊重生理時鐘的運作節奏，只是單純調整一日的進食方式，就會連帶改變一星期、一個月、一年的生活，或許也會因此改寫此後一輩子的生命。各位如果在閱讀本書的同時，願意去感受自己體內的生理時鐘，從生理時鐘的觀點重新檢視並調整自己的生活作息，那將是我最樂見的好事。

二〇二二年九月

柴田重信

表1 自己的生理時鐘自己測

生理時鐘操控著人體睡眠與清醒的節律，以及飲食、運動、休息的生理活動。以下的自我檢測表可提供我們認知自己生理時鐘的線索。

檢視你的進食習慣

題目

題目	是	否
① 經常不吃早餐。	□	□
② 早餐簡單打發，往往只有單一品項。	□	□
③ 午餐通常缺乏蔬菜。	□	□
④ 經常省略午餐，或是下午三點以後才補吃。	□	□
⑤ 晚餐吃比較多的碳水化合物。	□	□
⑥ 午餐到晚餐之間有時相隔八小時以上。	□	□
⑦ 三餐不定時。	□	□
⑧ 一天當中的最後一餐（通常是晚餐），到隔天的第一餐，相隔不到十二小時。	□	□
⑨ 吃晚餐距離就寢時間，經常不到兩小時。	□	□

解答

①～⑨題中，回答「是」超過五題者，從時間營養學的觀點來看，你的進食習慣顯然容易打亂生理時鐘的節奏，請參考第 2 章、第 3 章，學習校準生理時鐘的進食節奏，遵循生理時鐘的運作特性聰明進食。

回答「是」在 0 ～ 1 個的人，顯示你的進食規律符合時間營養學的健康主張，如果強化更多相關知識，必定能更有益於你的生活。

你的生理時鐘屬於晨型、中間型還是夜型？

題目

⑩ 在不必上班的休假日，如果讓你睡到自然醒，你前一天晚上會幾點就寢？當天幾點鐘起床？在不設鬧鐘的情況下，請計算就寢時刻與起床時刻的中間時刻是幾點？

EX. 假設半夜12點就寢、早上8點起床，中間時刻就是凌晨四點。根據你的答案，從中間時刻所在的時段，可以知道自己屬於晨型人、中間型人還是夜型人。

休假日前一晚	休假日當天	中間時刻
(　　) 點就寢	(　　) 點起床	(　　) 點

⑪ 在必須上班上學的日子，前一晚你會在幾點就寢，當天幾點起床？請計算就寢時刻與起床時刻的中間時刻是幾點？

EX. 假設晚間10點就寢、早上6點起床，中間時刻就是凌晨兩點。

平常日前一晚	平常日當天	中間時刻
(　　) 點就寢	(　　) 點起床	(　　) 點

⑫ 計算休假日與平常日的中間時刻差距幾小時？

EX. 以⑩與⑪的中間時刻 4 點和 2 點計算，中間時刻相距 2 小時。

休假日中間時刻（　）點 － 平常日中間時刻（　）點 ＝（　）小時

解答

從⑩與⑪可以得知一個人的生理時鐘類型。

中間時刻落在凌晨 2 點以前，屬於「晨型人」，落在凌晨 2 點～ 3 點之間，是「偏晨型人」；落在凌晨 3 點～ 4 點之間，是「中間型人」，落在清晨 5 點～ 6 點之間，是「偏夜型人」；落在早晨 6 點以後，是「夜型人」。一般而言，「晨型」與「中間型」是理想的作息型態。

⑫的算式結果，差距如果不到一小時，表示你「安全過關」。倘若超過一小時以上，說明平常日的生理時鐘與休假日的生理時鐘已經出現落差，若是差距 2、3 小時，甚至更長，就容易造成健康問題。詳情請見第四章。

☑ 掌握你的休息與睡眠規律

題目

⑬ 睡前仍在滑手機或平板電腦。	是☐　否☐
⑭ 早晨起床後，不會到戶外曬太陽，也不會待在室內可以見到陽光的窗邊。	是☐　否☐
⑮ 午休時間，習慣來個 30 分鐘以上的午睡。	是☐　否☐

解答

⑬～⑮都回答「是」的人，說明你並未養成良好的睡眠習慣。

回答「是」在０～１個的人，失眠的風險低，但是仍不可大意。第四章會說明何謂生理時鐘紊亂、睡眠失調的不良習慣，如有讀者誤入這些惡習，奉勸還是修正為宜。

檢視你的運動習慣

題目

⑯ 為了維持晨型人的生活作息，即使是休假日，也盡量都在早上從事運動。	是□　否□
⑰ 為了強身健體，多半都在午後到傍晚的時間運動。	是□　否□
⑱ 不會在夜間從事劇烈的體能活動。	是□　否□

解答

從⑯到⑱都回答「是」的人，是懂得配合生理時鐘運動的人。

回答「是」在０～１個的人，顯示你的運動習慣未能配合生理時鐘的規則。第五章將說明如何在不擾亂生理時鐘的前提下，有效提升運動功效的最佳時間點，請各位多加參考利用。

第 1 章

間歇性斷食的成功關鍵在於「何時吃」

1 間歇性斷食失敗者的共通點

已經斷食了，為何還是瘦不下來？

這幾年，「間歇性斷食」蔚為風潮，從年輕世代、中壯年到銀髮族，都在談論這個話題。近來還有「168間歇性斷食」、「186間歇性斷食」等觀念推陳出新，很多人也禁不住好奇，趕搭流行列車親身嘗試。

如今各種間歇性斷食法已經深入我們的生活，方法雖各有千秋，但基本上，只要是「限制一天中的『進食時段』，其餘時間完全不吃」，就是「間歇性斷食」。

以「168斷食」為例，從前一天的最後一餐到隔天的第一餐之間，相隔16小時以上，就是「168斷食」。假設前一天是傍晚7點吃晚餐，那麼隔天的第一餐應該在早上11點以後吃；接下來的8小時，可以按照平日習慣自由進食。因為規則簡單，讓許多人都躍躍欲試。

A小姐是坐三望四的熟齡女性，平日從事電話接聽工作，對自己腹部囤積的脂肪很在意，於是開始力行168間歇性斷食法。她視晚餐為慰勞一日工作辛勞的自我犒賞，所以將用餐時間設定在下午2點到晚上10點之間，以便從容享受吃晚餐的樂趣。

A小姐的一日作息時間如下。

早上7點　起床。

早上9點　上班。工作內容為接聽電話及製作報表，上班時間幾乎都是坐在辦公桌前。

下午2點　到員工餐廳吃當天的第一餐。為顧及營養均衡，選擇吃定食套餐。

下午4點　下午坐辦公桌總是叫人昏昏欲睡，必須依賴吃巧克力等甜食提神。

下午6點　下班。回家途中會提前一站下車，順便採購晚餐的食材。

晚上8點　回到家開始做晚飯。10點左右，一面看電視或手機影片，一面享用晚餐的下酒菜配啤酒。

晚上11點　沐浴、為明天出門上班預做準備。

凌晨12點30分　就寢

A小姐的生活樂趣是下廚做飯。下班回家途中，順道上超市買菜，挑選當季蔬菜和海鮮，盡可能為自己烹調健康美味的晚餐。她會減少白飯或義大利麵等澱粉的攝取量，早上肚子餓時，就喝白開水充飢。

但三個月過去，她的體重仍文風未動。她以為只要是在預定好的8小時時段內進食，自己隨便怎麼吃都OK，所以入夜後仍放膽吃喝，結果是晚上睡不安穩，白天起不來，下午瞌睡連連，無法集中注意力好好工作的情況逐漸成為常態。

飲食要與晝夜節律同步

間歇性斷食之所以大受歡迎，是因為只要遵守「禁食時間＝斷食時間」的原則，其餘的進食時段可以隨個人喜好設定，配合自身不同的生活型態彈性運用，方便靈活，因此吸引很多人爭相嘗試。

正因為如此，A小姐把自己的進食時段設定在下午2點到晚上10點之間，卻完全未顧及晚餐時間都已接近午夜。這就是問題所在。

如果不考慮人體的生理時鐘，只講求「168」的時間比例分配，那麼極端一點的做法，把用餐時段設定在晚間6點到深夜2點，在睡前大快朵頤，白天則粒米未進，也符合168斷食的原則。這樣的作息模式，和有些人的生活習慣很類似。他們白天一心專注工作，連飯都不吃，直到入夜後才開始進食，從事私人活動。

如此的作息模式最大的問題，就是明擺著和自己的生理時鐘對著幹。

人體的生理時鐘以24小時為週期，生理活動和反應會隨著時段而變化。比方說，展開一天的活動之前，必須先吃早餐，把食物的營養轉化為熱量；到了晚上，身體開始進入休息模式，會將今天尚未用完的熱量轉變為脂肪儲存起來。

如果無視於生理時鐘的運作規律，在身體耗能的時候不給飯吃，在身體囤積脂肪的時候卻大快朵頤，自然無法看到減肥瘦身的效果。所以**實行間歇性斷食的人更需要具備時間營養學的概念**。

我研究的時間營養學，在揭密生理時鐘運作規則的同時，還必須了解如何有效維持生理時鐘的正常恆定，並且配合生理時鐘的運作規律，掌握進食要領，達到強身健體的效果。

人體與生俱來就有自我維持健康的能力，但如不考慮生理時鐘的規律，即使訂下進食與斷食的時間，也無法有效發揮自我維持健康的天賦能力。想實行間歇性斷食的人，請務必理解生理時鐘的奧祕，配合自己的生活型態合理施行。

② 吃越少瘦越快？吃對時間才能有效瘦身

體重百公斤的代謝症候群患者，如何在三個月內鏟肉？

許多研究都證實間歇性斷食確有其功效，以下介紹美國「1410間歇性斷食法」的實驗梗概。

「1410間歇性斷食法」顧名思義，就是一天裡的第一餐和最後一餐必須在10小時內完成。根據美國飲食習慣調查，多數人起床後的第一餐到當天的最後一餐，大約會歷經14到15小時，但是本實驗的受試者必須將一天的進食時段縮短到4至5小時以內完成。

本實驗挑選受試者，設有如下的條件要求：BMI[1]（身體質量指數）僅33以上，

1 譯註：身體質量指數計算公式：體重（公斤）÷身高（公尺）的平方。（一般以BMI22為標準數值）

體重100公斤左右，並且已確診罹患代謝症候群。

所謂代謝症候群，是囤積過量內臟脂肪的肥胖狀態，血壓、血糖和血脂這三項數據中，有兩項超出標準值（請參照第67頁專欄），即為代謝症候群。重度肥胖且罹患代謝症候群的人，每天實行14小時間歇性斷食以後，成效如何呢？

本實驗受試者連續進行三個月的間歇性斷食以後，無論是體重、BMI、腹圍都減少了。不僅血壓恢復正常，還有會引發心肌梗塞、腦中風的動脈硬化風險，以及壞膽固醇LDL的數值也都下降了。這些受試者原本只要一吃米飯或麵包等碳水化合物，血糖值就會飆升，現在也維持相對平穩的水準。不過，我們不能排除每個人的個體差異性，所以這方面並不列在統計上的顯著性差（有意義差）。

該實驗的受試者被要求遵守一定規範，由飲食管理APP統一記錄，而規範內容也很簡單，就是回報是否在10小時內完成一天的進食。實驗當中，飲食內容必須予以「視覺化」，方便實驗人員進行統計。或許因為如此，我們也不能排除受試者多少有「被監視」的感覺，因此在飲食分量和營養的均衡配置上會多花點心思。

基本上，本實驗並未對受試者設下飲食內容限制，要吃什麼、怎麼吃，全憑個人的判斷，和時下風行的間歇性斷食幾乎一樣。不同的是，「進食時間帶」必須配合人體的生理時鐘，限制在上午8點到晚上8點之間完成進食。

同樣利用「1410間歇性斷食法」的另一個實驗，則是受試者換成沒有代謝症候群，但體型稍為福態者，而這些受試者也都瘦下來了。這說明只要進食時間帶正確，對改善肥胖或代謝症候群都有效。

限制進食時間帶的間歇性斷食，其實很早就受到醫學界的推崇，業界的專業術語稱之為「限時進食法」（Time-Restrictd Eating，簡稱TRE）。

「限時進食法」能有效降血糖

間歇性斷食＝限時進食法，是一種延長每日非活動時段的間歇性斷食瘦身法，重點是限制進食的時間帶。比起透過減少進食量，以限制卡路里（熱量）減重瘦身的「少食瘦身法」，「限時進食法」無論是用來預防肥胖或代謝症候群的效果都更理想。

將患有代謝症候群，且有胰島素阻抗（胰島素不足而血糖作用差）的人，分成以下兩組。

A組：一天的飲食總熱量限制在75%（減少熱量攝取）。

B組：第一天的飲食總熱量攝取達到125%（稍微過量），第二天減少25%的熱量攝取，接下來每天交互進行同樣的一增一減總熱量攝取。

A組遵循的是傳統的「少食瘦身法」，以限制熱量來減重，B組嘗試的是第一天吃多，第二天就吃少的間歇性斷食法。因為是受試人數眾多的集體實驗，為了安全考量，第二天並未要求真的斷食，只是減少攝取25%的熱量，所以兩組的熱量攝取，加總起來其實是一樣的。

研究人員分別統計實驗六個月與十二個月的變化結果，發現B組無論是體重、BMI、脂肪量都減少了，胰島素分泌量增加、胰島素的效用也提升。

為什麼設下間歇性斷食的時間帶，會比限制卡路里的效果更好呢？奧妙之處就在於胰島素的特性。

胰島素是胰腺分泌的荷爾蒙，其分泌量會在用餐後升高。血糖來自飲食後，碳水化合物會分解成葡萄糖，進入血液中。胰島素負責將這些葡萄糖送進肌肉等組織，提供細胞能量，多餘的葡萄糖則轉化為脂肪的形式儲存起來，用以調節血液中的葡萄糖濃度。

人體分泌的各種荷爾蒙當中，唯有胰島素可以降低血糖，所以只要血糖一升高，胰腺就必須立刻分泌胰島素降低血糖。如果因為飲食習慣不良，造成血糖總是居高不下，會發生兩種可能。其一，是胰腺疲於分泌胰島素，最終累垮而變得分泌不足；其二，是即使分泌大量胰島素，細胞對胰島素的反應卻變得遲鈍，所以降血糖的效果差。兩種可能的最終結果都一樣，就是血糖一直處在高水平狀態，淪為糖尿病。

斷食期間，因為沒有碳水化合物等的食物進入體內，血糖值便不再上升。斷食之所以能夠改善胰島素的作用，也是因為胰島素的用量減少，讓胰腺得以休養生息。也就是說，確保「禁食的時間」，讓身體獲得「不必耗用胰島素的休息空檔」至為關鍵。

許多相關實驗一再證實，**「間歇性斷食＝限時進食法」比「限制卡路里」更有效。**何況用限制卡路里的方式瘦身減肥，還有一個容易被忽略的盲點，同時也是導致減肥失敗的致命傷，那就是只求降低熱量攝取，卻不考慮碳水化合物、蛋白質和脂肪等的營養成分差異，結果把熱量偏高的肉類排除在外，導致人體製造肌肉所需的蛋白質來源攝取不足；而熱量相對較低的碳水化合物，卻成為理想的選項。殊不知碳水化合物吃多了，容易刺激血糖升高，並囤積成為脂肪。

「間歇性斷食＝限時進食法」只是延長間歇性斷食的時間帶，三餐飲食內容一切照舊，對於想減肥瘦身的人來說，十分簡單易行，是其一大特色。

3 讓生理時鐘決定你該幾點吃飯

「曬晨光」與「吃早餐」是進行斷食的第一步

符合人體生理時鐘的間歇性斷食，首先必須從校準小我（個人）的生理時鐘，去配合外界大環境的運行週期（地球的一日）開始。

現代人一般慣用數位時鐘或電波時鐘，很多人可能沒用過傳統的發條時鐘。使用發條時鐘必須先旋動轉柄或是上發條，利用發條回彈的反作用力驅動鐘表指針，因此得定期上發條，並且頻繁校準時間。

人體的生理時鐘大約是一日二十四・五小時，所以每天總是和外界大環境產生半小時的時間差。**為了調校人體內外環境的時間差，體內的生理時鐘也必須每天校正一次，校準的動力，在於晨間的「陽光」與「早餐」**。它們會通知生理時鐘，「天亮了，現在是早晨了！」生理時鐘的指針於是配合一天的序幕，滴答滴答地動起來。

一般人實施間歇性斷食的時間，端看個人的生活習慣，選擇方便的時段執行即可。但如果貪圖個人的方便，過了中午才吃第一餐，便無法將生理時鐘調整到晨型人的作息，也就難以將個人與外界大環境的時間差校正過來。

藉由吃早餐校準生理時鐘的功效如何，會受到用餐時間的影響。在早晨的時段吃早餐效果最佳，越接近中午的時間吃早餐，效果就差了。

每個人的起床時間不同，**理想的食用早餐時間，以起床後一小時之內為宜，最遲不超過起床後兩小時**。此外，一般認定的早晨為「上午九點以前」，因此盡量在九點前吃完早餐比較理想。

「breakfast」（早餐）＝「終止（break）漫漫長夜後的禁食（fast）」

透過吃早餐來校準生理時鐘，成效如何除了取決於吃早餐的時間早晚，也和吃早餐前的空腹時間長短有關，詳情在稍後的第三章會有仔細說明。

從結論而言，經過長時間空腹後，早餐的米飯、麵包等碳水化合物會比平常更容易刺激血糖上升，胰島素受到血糖上升的影響而大量分泌，也會一併觸發生理時鐘的活躍，進行時差校正。此外，早晨分泌的胰島素活性最佳，能讓上升的血糖值緩緩下降，避免血糖暴起暴落傷害健康。

斷食之後分泌的胰島素既然作用更好，那斷食後直接吃中餐或晚餐，是否也能收到同樣效果呢？事實不然。**斷食後的第一餐，無論是中餐或晚餐，分泌的胰島素都沒有早餐後分泌的胰島素活性好，因此血糖一旦上升便久久降不下來**，這樣的高血糖是血管老化、肥胖、糖尿病等慢性病的序曲。

間歇性斷食的實施步驟非常關鍵，必須遵循「斷食」→「早餐」的次序。「早餐」一詞，英語是「breakfast」，意味著「終結（break）漫漫長夜的禁食（fast）」。

「早餐」是「終結斷食的第一餐」，可以更有效校準生理時鐘，為燃燒全天的能量做好準備。這正是「早餐」最初被賦予的任務。

太晚吃早餐，斷食也救不了你的身材

限制進食時段的間歇性斷食，一旦決定了早餐的用餐時間，就可以推算出應該在幾點前吃完一天的最後一餐。

以「1410間歇性斷食法」為例。如果早上8點吃早餐，那麼晚餐應該在下午6點前結束，之後就不再進食。吃完早餐後，食物經過整個白天的消化、分解、轉變為熱量，代謝力會大為提高，因此在這個時段用餐，可以更有效燃燒熱量。

反觀不吃早餐的人，過了中午才開始一路吃到晚上，這時已進入人體囤積熱量的時段，食物的熱量燃燒不易，多數都成為脂肪儲存起來。進食時間「以晨間時段為主」，和「以夜間時段為主」，兩者究竟會產生多大的差異，科學研究結果可以為我們說分明（請見左頁圖1）。

這是最近公開發表的醫學論文，真實驗證了「168間歇性斷食」的功效。首先看❶的「168間歇性斷食」，A組進食時間以「晨間時段為主」（早上6點至下午3點之間），B組進食時間以「中午到夜間為主」（早上11點至晚上8點之間），和完全沒有

圖 1 「限時進食法」對肥胖和代謝症候群的預防功效

限時進食的進食時段，「從早上到傍晚」會比「從中午到晚上」效果好。8小時的進食時段（168間歇性斷食）效果最佳，其他像是9小時的進食時段（159間歇性斷食）至12小時的進食時段（1212間歇性斷食）也有效果。

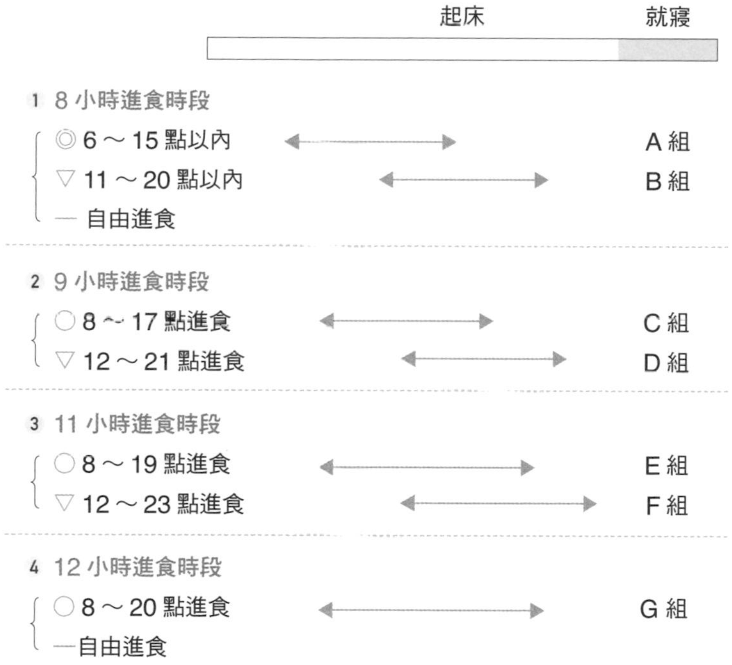

※ 非活動期（睡眠期間）的斷食可延長實驗鼠的壽命

※ 限制在 8 小時以內的進食時間帶，有可能因為進食總量減少，造成蛋白質不足。所以應多攝取蛋白質，並注重運動。

◎效果佳　○有效果　▽未見到效果　←→ 箭頭標示區間表示進食的時段

1 ～ 3 ：國外進行的研究／4 ：柴田研究室未正式公開發表的數據

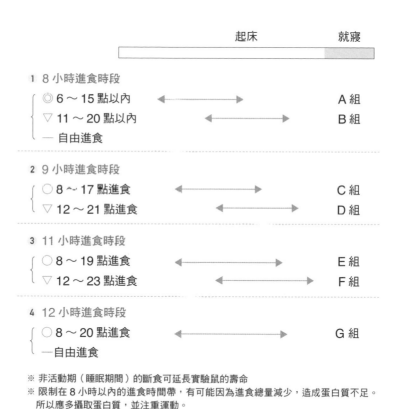

時間限制的「自由進食」相比，A組的胰島素阻抗、空腹血糖值、體重、體脂肪都可見到明顯改善。兩組雖然都能有效減少攝取的熱量，但是B組的瘦身效果就沒有A組好。

再看②的「159間歇性斷食」，以晨間為主要進食時段的C組（早上8點至下午5點），降低空腹血糖值的效果比較好。

血糖值會隨著進食而暫時上升，在不受進食影響的空腹時下降，這才是健康狀態。如果空腹血糖依然偏高，就表示胰島素降血糖的功能不彰，有疑似罹患糖尿病的可能性。

A組和C組的進食型態，能有效促進胰島素的功能，降低血糖值，相較之下，B組和D組就沒有前兩者的明顯降血糖效果，血糖無法化為能量充分燃燒，最後以脂肪的形式儲存起來。雖然努力勒緊腰帶，忍住15至16小時的嘴饞和飢餓堅持不進食，卻因為進食的時段錯誤，無法達到預期的減脂瘦身成效。

該研究還有③的「1311斷食」（空腹13小時、進食時段11小時）版本（參見第49頁 圖1）。分為E組的進食時段（早上8點至下午7點），和F組的進食時段（中午12點至晚上11點），持續實行兩個月後進行檢驗分析，結果得知，進食時段在早上8

點至晚上7點的組別，無論是內臟脂肪量、血中膽固醇及中性脂肪數值、胰島素變化等，改善效果都優於另一組。

結論就是：**早晨時段以飲食及活動為主體的作息型態，是成功預防或改善肥胖、代謝症候群的關鍵**。

餓太久，細胞自噬作用會使身體器官受損

既然間歇性斷食的效果這麼好，那麼，是不是延長斷食時間會更有利於健康呢？

我們從老鼠實驗得知，為期一整天的斷食並不會影響體內的生理時鐘，但斷食進入第二天以後，生理時鐘的「弛張節奏」會逐漸消失。生理時鐘失去弛張的節奏，意味著早晨的體溫上不來，整個生理表現都呈現委靡狀態。由此推論人體也是如此，因此在一天的週期中設下斷食的明確時段，對穩定生理時鐘是有幫助的。

相信很多人對大隅良典博士的成就並不陌生。他因為在「細胞自噬作用」的研究上

獲得開創性成果，獲頒二〇一六年諾貝爾醫學暨生理學獎的肯定。所謂「細胞自噬作用」，**是細胞內部自我分解的新陳代謝機制，例如，細胞透過分解肌肉的蛋白質、脂肪組織的脂肪，可以維持自體健康。**

斷食能活化細胞自噬作用。但倘若斷食時間過長，細胞自噬作用太過，分解的脂肪可能囤積在肝臟，引發脂肪肝，或導致高齡者肌肉分解而誘發肌少症，反而有害健康，所以斷食的時間長度也必須適可而止。

那麼，一天當中斷食多長時間會比較理想呢？

有醫學報告指出，原本一天進食時段長達12小時的人，縮短為6小時（186間歇性斷食）後，不僅體重減少，胰島素分泌量增加，而且胰島素的活性更好。但我認為，斷食時間過長，會導致細胞自噬作用過度，反而傷害健康。再者，一天斷食18小時，是非常嚴格的要求，並不容易長期堅持。假設早上8點吃早餐，那麼一整天的餐食，都必須在下午2點鐘前吃完，之後就必須忍受長時間的飢腸轆轆，這也未免太折磨人。

「168間歇性斷食」也沒有好到哪裡去。每天的第一餐到最後一餐，進食時段僅限於8小時以內，只比「186間歇性斷食」寬限2小時。因為進食的時段很有限，無論落在一天當中的哪一時段，都可見到斷食的效果（參見第49頁的圖1）。

不過，縮短進食的時段，缺點是容易蛋白質攝取不足，導致肌肉流失。因此進行嚴格間歇性斷食的人，必須攝取足夠的蛋白質，也就是每公斤體重要攝取一・六至一・八公克的蛋白質（如：體重50公斤的人，一天應攝取蛋白質八十至九十公克），加上每個星期三到四次的肌肉訓練，以維持肌肉不流失。

比「168」更有效，也更容易執行的「1212斷食法」

如之前介紹的實驗結果，BMI值33以上、體重破百的代謝症候群患者，在實施「1410間歇性斷食」以後，體脂肪和體重都成功減下來，血液生化檢驗結果也都證實健康狀況獲得改善，顯示14小時的斷食效果同樣良好。然而，是否還有其他對身體負擔更少、效果同樣可期的間歇性斷食時段可選擇呢？

實驗人員將斷食時段縮短到11個小時，想了解成效如何。於是實驗把進食時間設定為早上6點到傍晚7點，也就是「以晨間為主要活動時間」的作息模式，早餐吃得早，晚餐也吃得早，符合健康的作息時間設定。然而結果卻顯示，斷食11個小時，與未設斷食時間（可以在任意時間進食）的結果相較，兩者並沒有太大差別。這說明一天11小時的斷食時間太短了。

那麼，我們將斷食11小時延長1小時，也就是一日斷食12小時（第49頁圖1的G組），結果又會如何呢？差距僅僅1小時，讓人懷疑結果能有多大變化，但意外的是，無論體重還是BMI，都可見到明顯改善，而且效果也接近斷食13小時的成績。

所以我建議有意實施間歇性斷食，以及想要預防或改善代謝症候群的人，不妨從每**天斷食12個小時開始，並將進食時段設定在早晨到傍晚之間。**

「1212間歇性斷食」的好處之一，是時間非常容易計算，如果早上7點吃早餐，那麼晚餐就是在傍晚7點之前結束，時間好算又好記，這一點對於安排一日活動行程也很重要。

習慣了「1212間歇性斷食」以後，如果想要獲得更進一步的瘦身保健功效，再挑戰「1410間歇性斷食」也未嘗不可。

間歇性斷食是長壽飲食法

古人說「飯吃八分飽，醫生不用找」，現代醫學實驗也證實，吃八分飽的猴子比起不限食的猴子，毛色更光艷，外表更年輕，也活得更久。最新的老鼠實驗則發現了比「飯吃八分飽」更有效的延年益壽之道，那就是「限時進食法」（間歇性斷食，Time restricted eating，TRE）。

該研究將實驗鼠分為四組，比較其壽命長短。這四組分別是：

❶自由進食組；

❷食量限制在七〇%組；

❸活動期（老鼠為傍晚到早晨）為12小時之間，食量限制在七〇%組；

❹非活動期（老鼠為早晨到傍晚）為12小時之間，食量限制在七〇%組。

和❶的自由進食組相比，壽命延長最多的是❸組，延長三五%；其次是❹組，延長二〇%;至於②組,僅能延長十%。

從本研究可知,「只在生理活躍時間內進食」的間歇性斷食,不僅可以預防及改善肥胖和代謝症候群,還有延年益壽的可能。

④ 餐盤藏玄機！檢視每天的進食次數和比重分配

挨餓就能瘦？「一日三餐」不會胖！

即使每天的進食分量都相同，但這些食物會燃燒成為熱量，還是儲存成為脂肪，會因為進食的次數與比重分配的不同，而得到不一樣的結果。從時間營養學的角度而言，首先要考慮的是進食的次數。

以一天只吃一餐而言，等於是在經過長時間的斷食以後，一次吃完一整天的餐食。也就是除了這一頓飯以外，其餘時間都處在斷食狀態，可說是難度非常高的間歇性斷食。不但如此，基於健康因素考量，還必須關注到由於斷食的時間太長，血糖值在長時間不吃的時候難免下降，之後再度進食，血糖值會因此反彈暴升。肝臟一時無法處理血液中過剩的葡萄糖，這些血糖只好化為脂肪的形式囤積在身體各處。

此外，這樣的大飢大飽，還可能引起「飯後血糖峰值」（glucose spike），也就是飯後血糖突然飆升，身體啟動恆定機制，分泌大量胰島素試圖降低血糖，又造成血糖陡降。「飯後血糖峰值」是引發眾多血糖代謝異常疾病的起因之一，糖尿病就是一種最為人熟知的血糖代謝異常疾病，血管功能障礙也是其一。

因此，一天只吃一頓飯，並不容易攝取到身體必需的營養，也會造成健康上的隱憂。

那麼，一天吃兩餐會不會比較好呢？早餐具有校準生理時鐘的重要功能，一天只吃兩餐的話，早餐必然不可省略，因此不是吃早、午兩餐，就是吃早、晚兩餐。但無論選擇哪一種，只吃兩頓飯，仍然不容易滿足一天的營養需求，還要擔心熱量攝取不足。如果省略中餐不吃，空腹時間長，餓到吃晚餐，又會引發飯後血糖暴升。

基於以上考慮，一天三餐對於穩定血糖最有利。目前科學已知，**吃早餐對於穩定中餐和晚餐的飯後血糖大有幫助。一日吃三餐，從早餐到晚餐之間的空腹時間不會太長，也有助於穩定血糖。**

但必須考慮的是，晚餐吃多了，多餘的血糖會儲存為脂肪，所以要避免晚餐吃晦了，攝取太多熱量。

至於食量小的人，三餐之間補充點心雖無可厚非，但是普遍來說，只要進食的次數多了，總攝取熱量就容易失控，終究會吃進過多的卡路里。少量多餐的進食法，很可能淪為從早吃到晚，正好和間歇性斷食反其道而行，容易招致肥胖。

人們往往自以為吃得少，這種「自我認知和事實差距大」的盲點，很可能正是那些抱怨自己「連呼吸都會胖」的人，之所以瘦不下來的原因。**越是少量多餐的人，就越無法意識到自己究竟吃了多少點心零食、水果、甜味飲料。**

預先設定進食時段，規律用餐，除了方便掌握食量，也更容易堅持節食計畫，並且見到成果。

早上吃得好，中午吃得飽，晚上吃得少

接下來要考慮三餐的比重該如何分配。

對多數人來說，早上總是趕著上班上學，早餐自然是簡單解決，等到晚上下班下課

後，時間比較充裕，才可以從容享受美食。根據厚生勞動省的「令和元年　國民健康・營養調查」結果，日本國民的三餐熱量比重分配是早餐24％、中餐32％、晚餐44％。從統計可知，早餐攝取的熱量只有晚餐的一半，而高度肥胖者和肥胖者的早餐比重更是偏低，傾向於把進食的重頭戲放在晚餐。

時間營養學主張，早餐既要校準生理時鐘，又必須提供一日的活動能量所需，因此應該攝取米飯、麵包等碳水化合物，以及魚、肉、豆類等蛋白質的營養（詳情請見本書第三章）。至於晚餐，由於人體在夜間幾乎不需消耗熱量，所以晚餐對熱量的需求已不若早餐。

國外有一項以高度肥胖女性（BMI35以上）為對象的進食減量研究。將早、中、晚餐攝取的熱量比重分配，區分為兩組，一組是七百大卡、五百大卡、兩百大卡，另一組是兩百大卡、五百大卡、七百大卡，結果顯示，將熱量比重安排在早餐的第一組，體重以及容易囤積內臟脂肪的腹圍都明顯減少了。

肥胖流行病學的調查也顯示，晚餐攝取高熱量飲食是導致肥胖的高風險因素。在需要消耗高熱量的早晨，簡單應付早餐，卻在不需要消耗熱量的夜晚，攝取高熱量晚餐，這是現代人最常見，也是最容易讓自己長肥肉的飲食型態。

時間營養學對於預防及改善肥胖的建議是：減輕晚餐的比重，並將減少的比例分配到早餐來吃，但三餐仍要盡可能等量分配，有助於達到瘦身效果。

把晚餐的碳水分一半給早餐

此外，我們不僅必須考慮三餐分量的比重分配，也要兼顧營養的比例配置。研究人員從健康飲食管理應用軟體「ASKEN」（由asken株式會社研發）的使用者當中，抽樣一萬個人的數據，分析他們早餐和晚餐的蛋白質、脂肪、碳水化合物分配比例，發現晚餐攝取碳水化合物的比例越低者，飲食減量的效果越好。碳水化合物是由糖分和膳食纖維所構成，早晨攝取糖分，可以刺激胰島素分泌，校準體內生理時鐘；反觀夜晚攝取糖分，很容易儲存為脂肪，所以晚上少吃一些碳水化合物是有益的。

習慣在晚餐充分攝取米飯、麵包、麵條這類碳水化合物主食的人，不妨將分量減半，把這一半主食分配到早餐，可以更有力啟動生理時鐘，並且有效減去多餘的脂肪。

吃消夜會讓生理時鐘往後延

間歇性斷食容易遭遇的挫折之一，在於難敵漫漫長夜裡的「小餓魔」。相信誰都有過這樣的經驗：雖然下定十二萬分的斷食決心，但是晚餐後，總是有意無意感覺到肚子空空，不由自主地翻冰箱，或到超商去買零食泡麵。

這些行為與意志力薄弱無關，**因為一旦養成深夜進食的習慣，抑制食慾的荷爾蒙「瘦體素」活性會變差，所以總是感到嘴饞難耐。**

大家都知道夜間暴食最容易發胖，但後果其實不只是如此而已。夜間進食會延遲體內的生理時鐘，拉大和外界環境時鐘的差距。

將用餐時間設定在早晨時段，可以校準生理時鐘往前撥快，而將用餐時間設定在夜晚時段，生理時鐘則會往後延遲。吃的都是同樣的餐食，只是用餐時段不同，作用竟然完全相反，實在教人感到不可思議。

從老鼠實驗可知，在相當於人類的早餐時段大量餵食老鼠，牠們體內的生理時鐘會往前撥快；在相當於人類的晚餐時段放任老鼠大吃大喝，牠們體內的生理時鐘會往後延遲。

接著，實驗人員將實驗鼠分為兩組，一組在早餐前經歷16小時的間歇性斷食，另一組在晚餐前經歷8小時的間歇性斷食。在一整天的進食量都相同的條件下，只是改變早餐和晚餐的比重分配，然後觀察兩組老鼠的生理時鐘變化。

比較早餐大量進食，以及早、晚餐均等進食這兩種型態，可以發現到，早餐後生理時鐘開始啟動校準，但是只要晚餐的分量增多，即使早餐前歷經長達16小時的間歇性斷食，生理時鐘依然會往後推遲。

一般實行的間歇性斷食，只要求嚴守斷食的時限，其餘則任憑個人喜好，並不加以限制。但是從時間營養學的觀點來看，無論斷食的時間多長，「夜間大吃大喝」都會讓所有的努力化為烏有，這一大重點請大家務必牢記。

5 掌握時間營養學，斷食瘦身不NG

一年瘦9公斤！你也能做到

從時間營養學的觀點看間歇性斷食，成功的要領有下列三項。

1. 一日的進食時段，限制在12小時內完成。
2. 限制晚餐的碳水化合物攝取量（主食減半吃）
3. 進食時間從早晨開始，三餐比重為1：1：1。

針對這三項要點，實驗人員徵得前述的健康飲食管理應用軟體「ASKEN」三千名使用者協助，參與瘦身計畫實驗。

實驗實施一個月後，統計結果如下。

完成❶的12小時間歇性斷食者，體重平均減少六九〇公克；完成❷的晚餐碳水化合物減半者，體重平均減少六九〇公克；完成❸的三餐比重均等者，體重平均減少五八〇公克。而做到❶～❸的每一項者，平均減去體重八一〇公克；相反地，三項都做不到的人，平均增加一二〇公克。

從以上結果可知，配合生理時鐘進行間歇性斷食，一個月減去五八〇至八一〇公克是可行的。由此推算，持續堅持半年，可以減去三・五至四・九公斤，一年可減掉七至九・七公斤。有一說是減重速度宜維持在一個月減去體重5％以內，可避免遭遇減重最容易出現的「體重反彈效應[2]」。而上述減重結果，都在此安全範圍內。

檢視你的生理時鐘

在開始進行時間營養學的間歇性斷食之前，最重要的是先掌握自己的生理時鐘狀

2 譯註：一說「溜溜球效應」，也就是體重忽高忽低的反彈現象。

態。本書一開始的「表1 自己的生理時鐘自己測」，當中的「檢視你的進食習慣」（參照第28頁），是透過平日的飲食規律來推測個人的生理時鐘狀態。

對於問題「①經常不吃早餐」和問題「②早餐簡單打發，往往只有單一品項」都回答「是」的人，生理時鐘可能每天早上都未啟動校準（詳情請參閱第二章、第三章）。

問題③~⑨回答「是」比例居多的人，飲食型態並不符合人體生理時鐘的規律，當心目前的作息會導致血糖和血壓上升，養成容易囤積脂肪的代謝症候群體質。第三和第四章將詳細說明改善以上的飲食習慣，對預防肥胖、高血壓、代謝症候群、睡眠失調等具有哪些意義。

總之，想要更輕鬆而有效率地改善肥胖和健康問題，就不能缺少時間營養學的科學輔助。

Column

代謝症候群，瘦子也可能中標！

挺著一個大肚腩的體型，被稱為「代謝症候群體型」。不過代謝症候群的表現可不只是肥胖而已，尤其是日本人，身材纖瘦卻罹患糖尿病者所在多有。

「代謝症候群」又稱「內臟脂肪症候群」，因為肚腹裡的內臟裹著過多的脂肪，所以又稱為「內臟脂肪型肥胖」。以「內臟脂肪型肥胖」為基礎，再加上「高血壓」、「高血糖」、「血脂異常」當中的任兩項以上（請見第69頁的診斷基準），就會被判定為罹患「代謝症候群」。

「肥胖」、「高血壓」、「高血糖」、「血脂異常」的組合與加乘效果，會提高罹患生活習慣病的危險。生活習慣病的內容包羅萬象，諸如動脈硬化、糖尿病、心肌梗塞、狹心症等心臟疾病、腦中風等血管疾病，還有失智症、睡眠呼吸中止症、腎臟病等，全身上下各種病症都可能隨著代謝症候群的催化，排山倒海而來。這當中的心臟疾病與腦血管疾病，分別高居日本國民死亡原因的第二名和第四名。

根據厚生勞動省「令和元年　國民健康・營養調查」結果，如今的代謝症候群患者與其「候補人選」，在40至74歲的男性當中，每兩人至少就有一人，女性每六人至少就有一人。

此外，腹圍雖未達到代謝症候群標準，但是血糖、血壓、血脂當中至少有兩項超出健康標準值的「隱藏性代謝症候群」人口，也在新冠疫情爆發後增多了。究其原因，和先天的基因不無關係。包括日本人在內的東亞人種，在先天體質上的胰島素分泌量就不如歐美人旺盛，因此容易出現高血糖問題，在身體還未來得及發胖前，就已經先罹患糖尿病了。

為了預防及改善代謝症候群、隱藏性代謝症候群，校準生理時鐘就成為關鍵。透過每天吃早餐來校正生理時鐘，白天盡情活動，可以改善運動不足、偏差飲食生活、夜間暴飲暴食、睡眠不足、壓力等危害健康的不良生活習慣。

有一說認為，高齡者的體型要稍微「福態」，比較能夠維持健康長壽。但是所謂的「福態」，必須是在保持合宜的BMI前提下，盡可能維持肌肉量。不是只要變瘦就好，還必須維持血糖和血壓的良好狀態，以及遵守健康的作息規律，才是預防和改善代謝症候群的真正捷徑。

【代謝症候群的診斷基準】

與肚臍等高的腹圍，男性85公分以上、女性90公分以上，並同時滿足以下三項條件之任兩項以上者：

① **高血壓**：收縮壓（最大值）１３０毫米汞柱以上，或是舒張壓（最小值）85毫米汞柱以上。

② **高血糖**：空腹血糖１１０毫克／每公合（mg／dL）以上。

③ **血脂異常**：中性脂肪１５０毫克／每公合以上，或是高密度膽固醇（ＨＤＬ）不足40毫克／每公合。

若符合以上條件，即可診斷為代謝症候群。

第 2 章

吃早餐，能幫你打造不生病的體質

❶ 不吃早餐，生理時鐘難校準

戒早餐可以減重？

「早上我一點胃口也沒有，所以早餐直接PASS！」

「我是整天坐辦公桌的人，要是早上吃早餐，我會肥死的。」

「我聽說不吃早餐可以減肥呢！」

有人主張早餐要吃得像皇帝，卻也有越來越多人認為「不吃早餐好處多多」。

現代人不比我們的老祖先，必須一大早出門耕種、狩獵，費心張羅一天的食物，如今我們成天坐在電腦桌前，出門有車代步，就連走路的機會都很有限。因為這樣的生活型態，讓不少人大聲疾呼，一天吃足三頓飯，根本是不合時宜的守舊觀念。

的確，熱量攝取與消耗的進出平衡，對健康很重要。進食過度，難免肥胖，所以「不多吃」是基本中的最基本要求。

但是，如果因為想避免攝取過量卡路里而減少用餐，為何獨獨選擇早餐下手呢？晚餐的問題才更叫人頭疼吧。晚上時間比較充裕，既能夠慢慢品嘗餐點，又可以呼朋引伴同樂，一個不留神就很容易吃過量，甚至一頓飯吃上兩餐的分量都不足為奇。

第一章已經說明，夜間是容易囤積脂肪的時段，這時候盡情飽餐一頓，當然會發胖了。如果吃了一頓豪華晚餐，又不吃隔天的早餐，體內的生理時鐘得不到重新校準，更容易導致能量代謝動力不足。

所以從時間營養學的觀點而言，省略早餐是絕對和健康瘦身沾不上邊的。

50％獨居的四十歲世代男性不吃早餐

有人為了減肥，刻意不吃早餐；有人早上沒胃口，吃不下，自然就養成不吃早餐的習慣；還有人早上起得晚，「沒時間做早餐、吃早餐」。基於種種「言之有理」的情由，不得不省略早餐，真可視為「信仰犯」的自白。還有的人直接服用大把營養保健品充當早餐，這種吃法真不知該不該算數。所以說到吃早餐，食物內容也是千奇百怪。

據統計調查，不吃早餐的男性占14.3％，女性占10.2％。從年齡層分析，四十歲世代的男性不吃早餐比例最高，每三人中就有一人不吃早餐；女性則以三十歲世代最多，每五人之中就有一人不吃早餐。如果將調查對象縮小到獨居人口，那麼不吃早餐的比例還會更高。四十歲世代的獨居男性高達半數不吃早餐，二十歲世代的獨居女性每三人至少就有一人不吃早餐，直接空著胃展開一整天的活動（資料摘自厚生勞動省「令和元年國民健康・營養調查」）。

習慣不吃早餐的最大問題，在於生理時鐘無法重新校準。時間營養學認為，**早上確實吃早餐，能啟動生理時鐘重新進行校準，打造晨間的生理節奏，充分燃燒卡路里，供應白天活動所需的足夠能量**。

國內外的諸多研究都不約而同證實，不吃早餐容易引發肥胖與代謝症候群。

以實驗鼠為對象的研究為例，在食量不變的前提下，於活動期間（相當於人類的早晨）餵食老鼠，以及延遲四小時餵食老鼠（相當於省略人類的早餐），可以看到不吃早餐的老鼠體脂肪增加。只不過是進食時間的前後差異，結果就大不相同。

實驗人員進一步分析實驗鼠體內起了哪些變化，得知其肝臟的末梢生理時鐘基因

（參照第81頁）亂了節奏，導致將脂質轉化為能量的代謝功能出狀況。

此外，該實驗也觀察到實驗鼠的體溫上升週期出現變異。例如，正常狀況下，體溫應該在活動期間（人類的活動期為早晨）上升，休息期間（人類的休息期為夜晚）下降，但是不吃早餐的老鼠體溫上不來，即使在用餐當中，應該上升的體溫（進食會讓體溫升高）竟反而下降等，整體來說，就是全天體溫偏低，體溫高的時間較短。當體溫降低，燃燒脂肪的酵素就無法充分運作。科學家因此推論，體內的生理反應發生異常，很可能就是體脂肪增多的主要原因。

不吃早餐＋睡眠不足，是罹患代謝症候群的高危險群

接下來介紹的是二〇二一年，以日本國民為對象的大規模研究。該研究結果同樣證實「不吃早餐容易罹患肥胖與代謝症候群」的說法。

研究是以35至69歲日本國民（男性一萬四千九百零七人、女性一萬四千八百七十三人）為對象，嚴格區分為「吃早餐組」（每星期至少六天吃早餐），與「不吃早餐組」

（每星期吃早餐不到六天），調查兩組受試者是否有肥胖、高血壓、高血糖、血脂異常等健康風險。結果得知，「不吃早餐組」的男性，罹患代謝症候群的風險是「吃早餐組」男性的1.26倍。一般而言，男性罹患代謝症候群的風險從三十多歲以後開始升高，女性則是直到五十多歲以後，女性荷爾蒙分泌減少，罹患代謝症候群的風險相對升高。因此在該實驗中，不吃早餐的女性罹患代謝症候群的風險，不如男性受試者明顯。

但是在「肥胖」（BMI25以上）風險方面，不吃早餐的男性，風險升高到1.15倍，女性則是1.18倍。

該研究也同時調查了睡眠時間因素。以睡眠時間六至八小時的人為「標準組」，不滿六小時為「短時間睡眠組」，八小時以上為「長時間睡眠組」，分析睡眠時間對罹患代謝症候群的影響。結果發現，「短時間睡眠組」的男性，罹患代謝症候群的風險是「標準組」的1.28倍。

「不吃早餐」與「睡眠時間短」，看似完全不相關的習慣，卻都和擾亂生理時鐘有關。

省略早餐會妨礙體內生物時鐘的校準，影響人體行使正常的熱量代謝功能，因而容易導致肥胖。

不但如此，跳過早餐還會引發用餐時間、活動時間、萌生睡意的作息時間都往後延遲的連鎖反應。一般人為了配合在早上上班、上學時間，不得不在睡意朦朧中勉強起床，落入睡眠不足的困境。而睡眠不足是已知誘發肥胖、新陳代謝症候群、憂鬱症等疾病的風險因素。早上掙扎著起床，沒時間吃早餐，都讓生理時鐘不斷朝向「夜型人」發展。

像這樣，「不吃早餐」連帶造成「睡眠不足」，「睡眠不足」又導致「不吃早餐」，**兩者互為因果的惡性循環，迫使人背負肥胖、新陳代謝症候群、憂鬱症等的身心重擔。**

該研究除了說明「不吃早餐」以及「睡眠不足」分別帶來的健康風險，也交叉比對分析了「既不吃早餐又睡眠不足」的健康風險，結果發現男性因此罹患代謝症候群的風險是1.35倍，女性是1.17倍。

事實上，不吃早餐的人本來就容易睡眠不足，而睡眠不足又容易讓人省略早餐不吃，所以更應該提高警覺，慎防罹患代謝症候群。

② 生理運作各按其時的奧祕

身體器官有各自的工作時間表

前面都以「生理時鐘」籠統概括人體的運作規律，但其實人體內有數種生理時鐘，我們可以大略區分為「中央時鐘[3]」和「周邊時鐘」兩大類（參見左頁圖2）。

中央時鐘位於大腦的上視神經交叉核（suprachiasmatic nucleus，SCN；在視神經交叉的正上方），負責掌管食慾、性慾等動物的本能行為，隸屬於腦的下視丘。這是個極其細微的組織，就連PET（正子斷層掃描）和MRI（磁振造影掃描）等精密醫療檢測儀器都無法顯像，卻是人體生理時鐘的中樞所在。

中央時鐘能調控我們的睡眠及覺醒節律、荷爾蒙分泌節律、血壓和體溫等的變化規

3 譯註：又稱「主生理時鐘」。

圖2 人體生理時鐘是由「中央時鐘」和各「周邊時鐘」共同構成

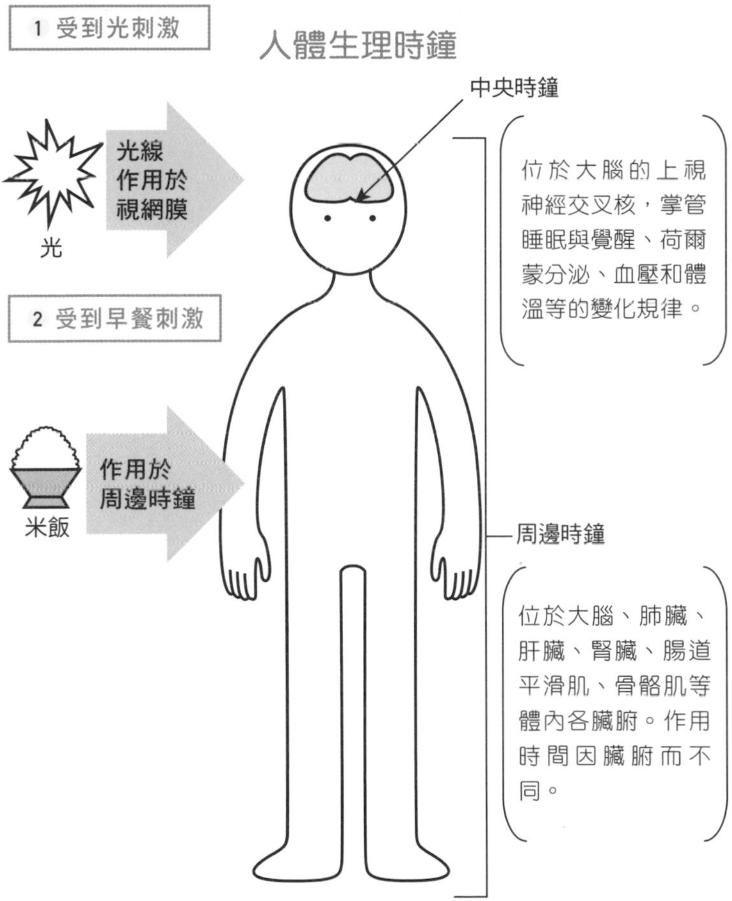

1 受到光刺激
人體生理時鐘
中央時鐘
光線
作用於
視網膜
光
位於大腦的上視神經交叉核，掌管睡眠與覺醒、荷爾蒙分泌、血壓和體溫等的變化規律。
2 受到早餐刺激
作用於
周邊時鐘
米飯
周邊時鐘
位於大腦、肺臟、肝臟、腎臟、腸道平滑肌、骨骼肌等體內各臟腑。作用時間因臟腑而不同。

藉由①和②校準「中央時鐘」和「周邊時鐘」！

律。大家不妨細細感受自己的這副軀體，在每天日夜交替的過程中，為提升白天活動效率而刺激交感神經，升高體溫和血壓；入夜後，為了安穩進入夢鄉，轉而活絡副交感神經，以便降低體溫和血壓。

中央時鐘和大腦的松果體緊密連動，會促使松果體在夜晚分泌更多的褪黑激素，發揮令人昏昏欲睡的催眠作用。附帶說明，「松果體」乃因為外形酷似松樹的毬果而得名。

周邊時鐘分布於全身各處，特別是上視神經交叉核以外的大腦、肺臟、肝臟、腎臟、腸道的平滑肌、骨骼肌等處，都可以觀察到生理時鐘的規律。

以大腦為例。白天學會的事，能夠長期記憶不忘，但是通宵熬夜，填鴨式強記的內容，卻很快就會徹底忘光，這是因為掌管大腦記憶的海馬迴，也有它的周邊時鐘，驅動海馬迴的作用在白天活躍，入夜後就安靜下來。

又比方說，血液成分裡的血漿白蛋白是由肝臟製造，而肝臟只在一天當中的特定時間製造白蛋白。健康人體的排尿規律，大約是白天四至六次，夜晚次數自然會減少，這是因為腎臟在白天作用活潑，入夜後活動力降低。

人體各臟腑遵循著自身的周邊時鐘，重複「活動」和「休息」交替循環的規律，這樣的生理規律可有助於器官的工作效率。

生理時鐘基因就像齒輪，負責調控晝夜節律

一九七〇年代初，科學家就已在果蠅身上發現「生理時鐘基因」，將此基因命名為「Per[4]」。直到一九八四年，諾貝爾醫學暨生理學獎頒發給從事相關研究的三位美國科學家，「Per基因」才正式定名。

究竟什麼是「生理時鐘基因」呢？簡單說，就是推動生物生理時鐘運行的「齒輪」。

一九九七年，生物學家在哺乳類動物身上發現類似「Per」的基因，編號「Per1」，之後又陸續發現Per2、Per3等，至今已找到Bmal1、Clock等大約二十個生

4 譯註：period，字義為「週期」。

理時鐘基因，其中又以Bmal1最受矚目，因為該基因一旦失去作用，生理時鐘都將停擺。

「生理時鐘基因」分布在我們全身的所有細胞，以大約二十四小時的週期規律運作。其運作方式繫於某種蛋白質，該蛋白質會隨時間遞減，細胞為了生產製造這種蛋白質而活動，直到該蛋白質達到一定量才暫停，如此周而復始。這個原理類似沙漏計時器，沙子由上方的流沙池落到下方的流沙池，流完後倒轉沙漏，又可再次重新計時。和沙漏計時器不同的是，「生理時鐘基因」可自動反覆操作。

每次的生理時鐘校準，即意味著生理時鐘基因能發揮良好的調控功能；反之，生理時鐘未得到校準，就表示生理時鐘基因作用不彰，無法準時製造必要的特定蛋白質，因而影響生物體的正常生理功能。

生物研究就發現，在經過人為刻意操作，使其生理時鐘基因失去作用的實驗小鼠（mouse）和大鼠（rat），無論是胰島素的降血糖作用，還是瘦體素的抑制食慾作用，都變得不靈光，食慾因此大爆發，導致代謝異常，體重在轉眼間三級跳。

構成生理時鐘節律的三要素

中央時鐘是以一日大約二十四・五小時的「日週期」在運作。這個日週期又稱為「概日節律」（circadian rhythm），circadian的拉丁語是「大約」之意，也就是「大約相當於一日」的意思，表示「日週期」與地球自轉一圈（一天）的時間差不多。

生理時鐘的節律主要由以下三大要素構成（參照第85頁圖3）。

一、週期：節律有上下起伏的波型，用來顯示從波峰再次回到波峰的時間長度。

二、相位：用來定位節律的起始點。晨光和早餐刺激生理時鐘重新校準，節律便由此起始。

三、振幅：節律有上下起伏的波型，用來顯示波峰與波谷的差距。振幅大，說明高低起伏張弛有力；振幅變小，則表示節律不明顯，也就是失去節律應有的作用。

振幅會因為臟腑的不同而有差異，例如，肝臟的末梢生理時鐘振幅大，睪丸的末梢生理時鐘振幅小。

振幅大的臟腑，工作與休息時間涇渭分明，遵循著弛張有度的模式運作。不過並非所有的臟腑都以大振幅的運作為佳，例如睪丸以振幅小為宜，自有其「生存戰略」上的考量。以生物而言，一整天都在製造精子，會比分時段產生精子，更有利於把握繁衍子孫的所有機會。細菌則沒有生理時鐘，因為一整天都處於分裂增殖的狀態，對細菌這樣的微生物而言，也許是更為有利的生存之道。

生理時鐘還會隨著年齡改變。上了年紀後，生理時鐘有週期變短、振幅變小的傾向。肥胖或是罹患糖尿病的人，也會出現振幅變小的現象。

圖3 週期、相位、振幅是構成生理時鐘節律的三大要素

週期：顯示節律的波型

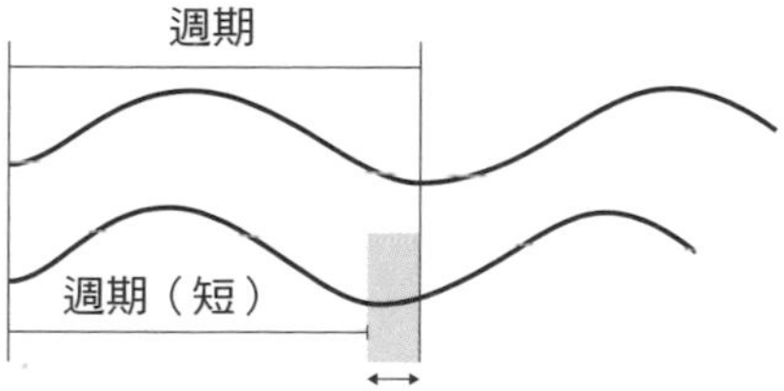

Point 上了年紀，週期會縮短。

相位：表示節律的起始點

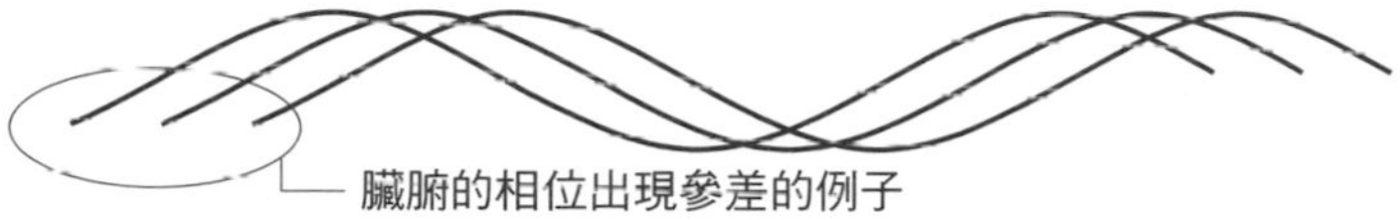

Point 藉由晨光與早餐可校準生理時鐘，使節律的起始點一致。

振幅：表示節律波峰和波谷的高低差

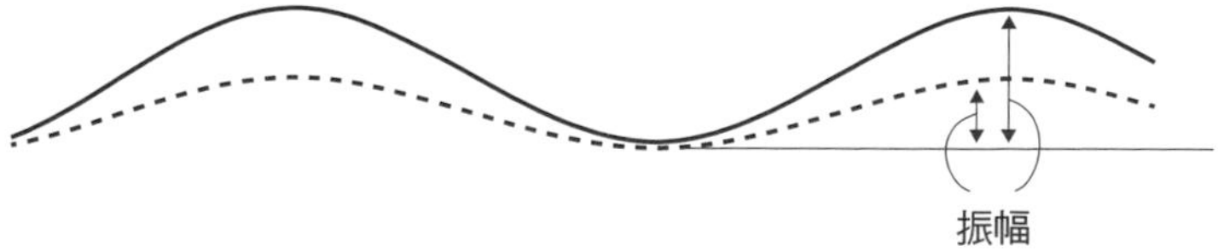

Point 上了年紀，或是肥胖、罹患糖尿病，振幅都會變小（如虛線所示）。

③ 不吃早餐會使生理節奏紊亂

中央時鐘如同交響樂團的指揮

人體生理時鐘的「中央時鐘」，以二十四・五小時為「日週期」，「周邊時鐘」之間則各有些微的週期差異。這麼多的周邊時鐘之所以沒有各行其是，各唱各的調，是因為有中央時鐘的強勢領導，猶如交響樂團的指揮，井然有序地調度每一個聲部的和諧共鳴。

科學家觀察位於人體上視神經交叉核的中央時鐘與周邊時鐘的節律，發現**中央時鐘是主動維持節律，周邊時鐘則被動聽命於中央時鐘的指揮，如果少了中央時鐘的指揮，周邊時鐘就會失去應有的節律**。這一發現雖然已經是距今四十年前的事了，但對於身為哺乳動物的人類，其生理時鐘之精妙，仍令我驚嘆不已。

多數生物都擁有自己的生理時鐘，而中央時鐘位居指揮者之姿，統御整體的周邊時鐘運作，是哺乳類動物的一大特徵。正因為有中央時鐘的調度，身體才得以合奏出協調的音律，使體內臟腑運作有序，維持良好健康狀態。

「晨光」與「早餐」的刺激，能校準生理時鐘誤差

不是每個人的生理時鐘都可以展開音律悠揚的大合奏，生理時鐘的和諧音律，來自與外在大環境同步，也就是配合地球每天的「日週期」進行校準，而「晨光」與「早餐」正是生理時鐘進行每日校準的兩大基礎動力。

「光」是驅動中央時鐘所必需的最重要力道。早晨讓自己沐浴在陽光下，光線進入視網膜，經由視神經抵達上視神經交叉核，刺激生理時鐘進行校準，與地球的「日週期」展開同步。另一方面，吃早餐則驅動主管人體代謝的器官組織，例如肝臟等的周邊時鐘（第79頁 圖2）。

雖然運動、溫度等因素也會影響生理時鐘的變化，但是最基本的動力，還是一日之

始的晨光與早餐，這一點無庸置疑。

日本文部省[5]自二〇〇六年起，開始推行「早睡早起吃早餐運動」，目的正是為匡正學童的生活作息規律。文部省推展這項運動，就是要將「早起」的光線刺激，與「吃早餐」的進食刺激，普及至全日本的下一世代。

中央時鐘與周邊時鐘的時間差，會造成「時差疲勞」

一定會有讀者好奇：如果曬早晨的陽光，但是不吃早餐，對生理時鐘的校準還會產生影響嗎？對此，科學家以人體為對象做了以下實驗。

實驗是在實驗室的環境下進行。早晨7點鐘開燈，夜晚11點熄燈，早上7點、正午和傍晚5點吃三餐，然後從血液中的褪黑激素濃度觀察上視神經交叉核（中央時鐘）的節律，以及從皮下脂肪的組織變化觀察周邊時鐘的節律。

之後，實驗人員將用餐時間延遲五小時。結果發現，在照明條件不變的狀況下，中央時鐘控管褪黑激素分泌的節律並未改變，但是周邊時鐘的節律晚了一至一個半小時。

用餐時間延後五個鐘頭，周邊時鐘卻只晚了一至一個半小時，科學家推論是上視神經交叉核的中央時鐘發揮了「力挽狂瀾」的作用，阻止周邊時鐘嚴重延遲。反過來說，儘管中央時鐘強勢領導，但在未吃早餐的情況下，周邊時鐘仍舊和中央時鐘之間出現時間差。

兩種生理時鐘不同調，會引發「時差疲勞」，起因於中央時鐘與大環境的「日週期」同步，想要熊熊燃燒熱量，供應大白天蓄勢待發的活動需求，但是周邊時鐘仍睡眼惺忪，即使想燃燒熱量也有心無力。**如果以交響樂團來比喻，就是中央時鐘已經奮力揮動指揮棒，但周邊時鐘卻還在調音。**

5 譯註：相當於教育部。

④ 食慾為何在入夜後煞不了車？

消夜的泡麵，比白天吃起來更香

不吃早餐的害處，不只是中央時鐘和周邊時鐘發生「時間差」，還有夜晚旺盛的食慾，等著你「掉入陷阱」。

生理時鐘有調控食慾的作用，太晚吃晚餐或是吃消夜成為常態以後，容易出現食慾莫名亢進的特徵，這是因為原本可以刺激飽腹中樞、為食慾踩煞車的瘦體素，活性變差的緣故，所以一到夜晚，就好像進入「著魔時刻」，被旺盛的食慾攪得心煩意亂。

不吃早餐的人，整天的活動時段容易向夜晚推遲，用餐時間也會往深夜延後，變得怎樣都吃不飽，一吃就過量。

必須注意的是「吃消夜」這件事。無論是學生寫報告，還是上班族加班，往往越到深夜越想吃高熱量的巧克力、洋芋片等零食。有的人每到晚上就想來一碗泡麵填肚子，這種衝動也可以從生理時鐘的觀點得到解釋。

泡麵的主體不外乎碳水化合物和脂肪，夜晚是多巴胺分泌的活躍期，讓人自制力下降，**容易使人體對這些碳水化合物和脂肪上癮。消夜的泡麵在多巴胺的魔力帶動下，無論是彈牙的麵條，還是味道濃厚的湯汁，吃在嘴裡格外透入心脾，讓人充滿幸福感。**

多巴胺有「快樂荷爾蒙」之稱，是一種能帶給人欣快感的腦內物質，當我們「得償所願」時，多巴胺會給予我們成就感與滿足感，令人不由自主想要一再回味，進而驅使我們繼續挑戰下一個目標。

所以，雖明知不該吃消夜，到了夜裡卻還是忍不住大啖泡麵、披薩、油膩的點心零食，這也是受到生理時鐘的操弄所致。

遠古時代，能在半夜儲存脂肪的基因更有利生存

暴飲暴食後立刻呼呼大睡，這是最容易發胖的作息型態。所以飯後到睡覺前，至少

必須經過兩小時，否則ＢＭＩ很快直線飆升。

飯後立刻就寢，攝取的熱量還沒來得及消耗，只好轉化為脂肪的形式儲存起來，身材當然會往橫向發展。

從生理時鐘的角度而言，催促睡意的褪黑激素會在夜晚分泌，抑制胰島素的降血糖作用，導致血糖不易下降。不僅如此，具有促進脂肪囤積作用的生理時鐘基因Bmal1入夜後也會轉趨活潑。

遠古時代，有一餐沒一餐是常態，為了在糧食短缺的時候還能有活力行動自如，身體得趁著夜晚，將多餘的熱量儲存下來，有多少是多少，這樣的生存戰略體現在遺傳基因的表現上，因此有了Bmal1。無奈這種有利於生存的基因，到了飽食終日的現代，竟反倒威脅健康。

5 生理時鐘紊亂，傷害身心影響大

不規律的作息，導致罹癌率節節升高

代謝症候群通常是飲食過度、運動不足、壓力大等生活習慣所造成，但各位現在應該可以理解，「不吃早餐的習慣」也是促發代謝症候群的一大原因。

代謝症候群是內臟脂肪過剩的狀態，由此引發高血壓、高血糖、高血脂等病症，這些都是破壞血管的不利因素。罹患代謝症候群就好比推倒骨牌一樣，高血壓、糖尿病、血脂異常、動脈硬化、腦中風、心肌梗塞、心臟衰竭、失智症等種種疾病，都可能隨之排山倒海而來。

目前已知，高血糖不僅會引發糖尿病，也是造成失智症的高風險。此外，癌細胞只吃葡萄糖作為能量，所以血糖值如果總是居高不下，還會招惹惡性腫瘤，尤其是大腸

癌、肝癌、胰腺癌，都容易發生在糖尿病人身上。

醫療產業、物流業、製造業的從業人員必須日夜輪班，作息不規律，容易擾亂生理時鐘，也成為憂鬱症、乳癌、前列腺癌、大腸癌的高風險族群。高熱量飲食型態導致的肥胖，被稱為「歐美型肥胖」，此類肥胖和上述這些癌症淵源頗深，只是大家經常忽略生理時鐘紊亂，也同樣容易誘發肥胖，所以從事這些產業的輪班工作者必須多加留意。

綜觀以上所述，生理時鐘和現代人煩惱不已的生活習慣病，充滿剪不斷、理還亂的關係。

生理時鐘紊亂，容易引發肥胖和糖尿病，而肥胖及糖尿病又會進一步破壞生理時鐘的節律，形成雞生蛋、蛋生雞的惡性循環。

大學生多憂鬱，原因是不吃早餐

不吃早餐的習慣不只是影響生理功能，也會對心理健康造成影響。

以孩童和學生為對象的許多研究調查都顯示，不吃早餐的孩子，不僅是學業表現、身材發育和健康程度都比會吃早餐的孩子差，還有課堂上無法專注聽講、坐不住、對人態度惡劣等問題。也就是說，時下最令父母師長頭疼的「學級崩壞[6]」，其背景因素和不吃早餐有關。

某高中老師對於上課遲到的學生人數之多感到無法置信，深入探討其中原因，赫然發現多數孩子都沒有吃早餐。為了導正不吃早餐的壞習慣，目前的教育現場開始推動學童吃早餐運動，老師在進入正課之前，應首先協助學生養成吃早餐的習慣。

為什麼不吃早餐的孩子學業表現不佳、情緒不穩定呢？

不吃早餐會直接導致血液中的葡萄糖濃度降低，精神無法專注，這是可以想見的。但問題可能遠不只是這麼簡單，生理時鐘失調，大腦裡的中央時鐘與肝臟等的周邊時鐘出現時差，也是孩子身心發育的重大阻礙。

成年人同樣無法自外於「不吃早餐」的影響。實驗人員以大學生為對象，將「幾乎每天吃早餐」（每星期吃六天以上），與「每星期吃二至五天早餐」，以及「每星期最多

6 譯註：班級規範崩壞、教師管教失能。

吃一天早餐」的人做比較，持續追蹤一年以後，發現非天天吃早餐的人，容易出現憂鬱情緒。不吃早餐的頻率越高，越容易引發生理時鐘紊亂，也就越容易陷入壞情緒。

其他調查也顯示，早餐吃得太晚，或是每天吃飯時間不定，都和憂鬱等情緒障礙相關。總是感到疲倦、提不起勁、情緒低落、原本喜愛的事物現在卻興趣缺缺、莫名焦慮不安、對於了無生趣的自己感到自責……種種心理上的停滯，其根本原因很可能與生理時鐘紊亂有關。

⑥ 早餐真的很重要，一定要吃

吃早餐不易發胖的七大原因

那麼，吃早餐究竟有哪些好處呢？同樣都是吃飯，吃早餐和吃午餐、晚餐、消夜又有哪些差別呢？以下是具體分析。

❶ 吃早餐可校準生理時鐘

吃早餐主要在啟動肝臟的周邊時鐘，當周邊時鐘規律運作，負責代謝的相關系統都能夠效率十足地行使功能，白天的人體活動期不易囤積熱量，也就形成不易發胖的體質。說到底，喚醒人體動能、充分激發工作效率的啟動開關，就是「吃早餐」。

❷ 吃早餐能促進體溫上升

你曾有過邊吃飯邊流汗的經驗嗎?尤其是吃熱食,或是食用加了辛香料的辣味料理時,身體會感到暖呼呼。這是身體消化吸收食物時會消耗體內熱量,使體溫上升,專業用語稱之為「攝食產熱效應」。

人體消耗熱量的比例大約是:肢體活動消耗三〇%熱量,維持呼吸及內臟運作等的基礎代謝會消耗六〇%熱量,其餘是攝食產熱效應消耗一〇%熱量。

科學家已經證實,同樣的飲食內容,吃早餐引發的攝食產熱效應,比吃晚餐更多。此效應以攝取蛋白質產熱最多,其次是醣類,脂肪則不怎麼產熱升溫。所以早餐攝取蛋白質和碳水化合物,對提升體溫的效果最好,也連帶能消耗更多熱量。

❸ 吃早餐可活化肝臟代謝機能

肝臟行使的代謝作用,會將飲食攝取的食物,分解、合成為便於身體利用的形態,供應人體必要的能量,或是儲存於肝臟和肌肉等處。

實驗證明,吃早餐可以強而有力地發動這一代謝作用。實驗人員給予受試者相同的早餐和晚餐內容，然後在用餐後的三〇分鐘、六〇分鐘、一二〇分鐘分別採血，測量血液中的代謝物。結果發現，早餐後的代謝物質非常豐富，說明早餐可以強力啟動身體的代謝機能。

這樣的代謝活力來自早餐之前的長時間空腹，空腹時間長，進食後的代謝作用會變得活潑。然而，這樣的代謝特性只限於早餐，至於午餐和晚餐前，即使長時間空腹，也無法提高代謝。

4 吃早餐容易穩定血糖

攝取同樣的飲食內容，然後測量血糖值，可以看到早、午、晚餐後的血糖變化不一樣。早餐後的血糖值不易飆高，也很容易回復到正常水平。其次是午餐，然後才是晚餐。

這是因為胰島素在早餐後活性強，所以血糖容易恢復平穩，而晚餐就如同前面說明的，促發睡意的褪黑激素在晚間大量分泌，抑制了胰島素的活性，此時如果吃得太豐盛，身體就會一直處在高血糖狀態，胰島素只好將過多的血糖儲存為脂肪，因此導致肥胖。

5 吃早餐能促使身體燃燒夜間睡眠中囤積的脂肪

身體在白天的活動期，以及在夜晚的休憩期，採用的是兩套大不相同的代謝模式。白天以燃燒葡萄糖為活動的能量，夜間睡眠時，則以分解體內儲存的脂肪為能量。

夜間睡眠當中，身體會氧化並分解脂肪為脂肪酸，但是分解脂肪的多寡程度，竟然也是由早餐決定。

實驗人員將早餐、午餐、晚餐、消夜分別設定在早上8點、中午12點半、下午5點45分、夜晚10點；第一天只吃三餐，不吃消夜；第二天不吃早餐，只吃午餐、晚餐和消夜，然後比較這兩天的熱量消耗差別。

結果發現，不吃早餐的人，夜晚睡覺時也不怎麼分解脂肪，而是優先消耗從消夜攝取來的醣類（葡萄糖）。這就難怪不吃早餐又有吃消夜習慣的人，特別容易肥胖。

6 吃早餐能有效避免「第二餐效應[7]」

攝取蔬菜類、菇蕈類、海藻類、豆類、薯類等富含膳食纖維的食物，對於穩定飯後血糖助益極大。

無論吃哪一餐，攝取膳食纖維都有助於平穩血糖，但是以早餐攝取的膳食纖維效益最大，而且其平穩血糖的效果，甚至可以持續到午餐和晚餐。早餐攝取足量的膳食纖維之後，即使午餐和晚餐未再攝取，早餐的膳食纖維仍然可以發揮效果。

前一頓飯的作用影響，延續到第二餐的現象，被稱為「第二餐效應」。如今科學已證實，早餐的「第二餐效應」影響力最強。

7 吃早餐可以降血壓，預防腦中風

血壓一般在白天上升，夜晚下降。白天血壓升高，是為了應付身體活動所需，吃過早餐以後，血壓會下降並維持平穩。如果餓著肚子不吃早餐，會造成身體的壓力，導致血壓更升高。**所以平日沒有吃早餐習慣的人，上午容易有高血壓。**

代謝症候群患者是心臟病、腦中風的高危險群，而最新的研究調查發現，心臟病、

7 譯註：Second-Meal Phenomenon，原本是指省略一餐沒吃，導致下一餐的飯後血糖飆高的現象。後來被廣泛指稱前一餐的作用影響，延續到第二餐的現象。

腦中風的發作與不吃早餐大有關係。實驗以四十五至七十四歲的男女大約八萬人為對象，持續追蹤十三年得知，比起每天吃早餐的人，每星期只吃早餐零至兩次的人，占所有腦中風受試者的十八％，腦出血的風險也高達三十六％。

想要預防高血壓，除了適度運動及服藥控制血壓以外，認真吃早餐同樣至關重要。

吃早餐的功效，是其他餐所遠遠不及，而且每一項功效都有助於預防及改善肥胖及代謝症候群，是民眾維護健康、延年益壽的絕佳良方。

Column

皮下脂肪VS.內臟脂肪，你的胖是哪一種？

人體的脂肪可大略分為緊貼在皮膚下方的皮下脂肪，與填補在內臟之間的內臟脂肪。

皮下脂肪型肥厚的肥胖，以女性居多，因為體型狀似西洋梨，又稱「西洋梨型肥胖」。而內臟脂肪囤積過量的內臟脂肪型肥胖，以男性居多，突出的圓肚使體型狀似蘋果，又稱「蘋果型肥胖」。

麵飯類的碳水化合物吃多了，或是脂質攝取過量、運動不足等原因，都可能囤積皮下脂肪和內臟脂肪，不過這兩種脂肪的功能和囤積型態並不相同。

皮下脂肪經過長時間一點一滴地累積，可發揮「防寒」與「緩衝」的保護作用。皮下脂肪對哺乳期的女性尤為重要，因為這是為了哺餵寶寶所儲存的能量。

相較於皮下脂肪，內臟脂肪容易上身，儲存時間也較短，這是人體為了萬一陷入飢餓狀態所預作的「存糧」，是生存的保障。皮下脂肪和內臟脂肪都是中性脂肪，但是內臟脂肪囤積過剩的危害更大，因為它不僅是「量多」的問題，還有「產生質變」的特性。

比方說，過量的內臟脂肪細胞會分泌荷爾蒙等物質，減少脂聯素和瘦體素的分泌。而脂聯素可抑制動脈硬化，瘦體素能抑制食慾，兩者是有助於維持健康、保持身材的荷爾蒙。

不但如此，過量的內臟脂肪細胞所分泌的荷爾蒙，還會干擾胰島素降血糖的作用，進而促使動脈硬化、血壓上升，增加形成血栓等心血管疾病的風險。

在這些有害的荷爾蒙作用下，人體會加速肥胖，引發高血壓、高血糖、血脂肪異常，很快將代謝症候群的條件集好集滿。

內臟脂肪囤積過量的現象最常見於中年男性。女性因為有雌激素保護，緩和了內臟脂肪的囤積速度，但是在更年期以後，雌激素減少，脂肪的囤積和男性相比也不遑多讓。

想減掉多餘的皮下脂肪和內臟脂肪，正確的飲食和適度的運動同樣不可少，不過這兩種脂肪的減法還是不太一樣。

運動剛開始，燃燒的是肌肉等組織裡的肝醣，由於肝醣的儲存量很有限，肝醣用盡以後會開始分解內臟脂肪。分解後的內臟脂肪會被送到肝臟成為細胞的能量，所以內臟脂肪雖然囤積速度快，但是也比較容易剷除。

皮下脂肪的燃燒順序排在內臟脂肪之後，這個順序是無法改變的。因此，想減去皮下脂肪無法貪快，有賴持之以恆地維持良好的飲食及運動習慣。

但無論是想要減掉哪一種脂肪，都必須慎防攝取過量的碳水化合物和脂質。建議全面重新檢視自己的飲食習慣，配合年齡、性別、平日的活動量，找出應攝取的適當卡路里。如果為了鏟肉，苛刻自己節食，造成肌肉流失，導致基礎代謝率全面下降，只會適得其反，無法獲得真正的瘦身效果。尤其是想要減去皮下脂肪的人，必須在一面兼顧營養條件和運動量的前提下，一面燃燒脂肪，才會看到瘦身成果。

燃燒脂肪的運動，以健走、慢跑、騎自行車、游泳等有氧運動為佳。如果配合重訓等鍛鍊，刺激肌肉分泌燃燒脂肪的荷爾蒙，效果會更好。

本書將在第三章說明「何時進食不易囤積脂肪」、在第五章說明「何時運動容易燃燒脂肪」，請各位繼續看下去。

第 3 章

幾點鐘吃、該吃什麼
——最健康的飲食指南

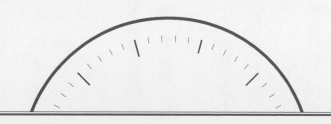

1 攝取碳水化合物的最佳時間

越戒白飯越想吃！

攝取過量碳水化合物容易肥胖，所以正在節食或想要保持體型穠纖合度的人，對碳水總是戒慎恐懼。許多人會盡量選用坊間標榜「減糖」、「無糖」的商品，或是減少米、麵、飯等主食的攝取。

從事業務工作的B先生，才剛踏入不惑之年，就已經比二十多歲時多出十公斤贅肉。學生時代的B先生一直是運動健將，但是進入職場以後，運動機會大為減少，唯獨飯量還是和學生時期一樣完全沒變，總是放開褲腰帶吃得很盡興。

想減肥的他決定先減少飯量，早餐只吃水煮蛋和優格，午餐點烤魚定食或燒肉定食，飯量也減半吃。這樣忍了一天，直到晚餐時分，他明知道主食要少吃，但是往往仍克制不住莫名想吃白米飯的衝動，在下班途中就衝進專賣牛丼或咖哩飯的餐館飽食一頓。

結果，他唯一不吃碳水化合物的一餐，也就只有早餐而已。可是不吃米飯引起的反彈，卻導致他在晚餐時展開報復性大吃碳水，結果減肥不成，人反而更胖了。

早餐吃碳水，晚餐減量吃

一般限碳水的節食，多是針對BMI值超過25的肥胖者，建議將一天的碳水攝取量限制在60公克以內，尤其是晚餐，更要避免攝取大量碳水。

牛排一向給人「吃了會變胖」的印象，但是和米飯等主食相比，牛排的碳水量低，所以在限碳水的節食期間，反而成了「健康選項」。

然而，日常吃什麼、怎麼吃，多半是隨個人的主觀判斷而定，有人能將一天有限的碳水限額平均分配著吃，但不少人則是像B先生那樣，從白天忍耐到夜晚，最後再也忍不住而暴食。

理論上，我們應該先充分理解食物吃下肚之後，血糖會如何變化，然後將相關健康知識實際應用於自己的飲食管理。然而這畢竟只是理想，能夠親身實踐者又有幾人。

幾年前，基於研究需要，我在身上裝置連續血糖監測儀，方便觀察自己的血糖變化。方法是在上手臂的皮下埋入極細的探針，連結到血糖傳感器，即可連續觀察血糖變化。部分糖尿病患者為控制血糖，會使用連續血糖監測儀一到兩星期，我則是持續監測了半年之久。

在這半年期間，我有一次應香川縣丸龜市的市政府邀約，擔任市民講座的主講人，也因此有了與市長同桌用餐的難得機會。想當然耳，我們當天吃的是地方名產「烏龍麵」。

香川縣自詡為「烏龍麵縣」，烏龍麵文化盛行，全日本知名，但隨之而來的副作用，就是縣民多罹患糖尿病。我計畫在市民講座中，拿出統計數據，提醒與會的聽講者，留意「烏龍麵富含碳水化合物，容易讓血糖升高」的風險。

然而出乎意料的是，我和市長飽餐一頓烏龍麵以後，卻未在身上的血糖監測儀見到預期的高血糖。回想這一頓午餐，我們吃的是烏龍麵套餐，除了烏龍麵以外，還有生菜沙拉和肉類等配菜。**有一種「蔬菜優先飲食法」，主張每餐先從蔬菜吃起。優先攝取蔬菜的膳食纖維，有助於穩定進食所引起的血糖變動。**我們吃的雖然是容易刺激血糖上升的烏龍麵，但是只要吃法得宜，仍然能夠穩定血糖。

也是在監測血糖的半年期間，適逢日本營養・食糧學會舉辦為期兩天的午餐研討會。吃了這兩天大會所提供、看似再平常不過的午餐飯盒後，血糖竟然比平日飯後還要高，引起我的注意，禁不住提出來檢討。

如果是其他學會也就罷了，但畢竟是營養學會的學會午餐，這可不妙啊！倘若連營養學專家對飲食誘發的血糖變動都缺乏足夠意識，就遑論一般民眾如何懂得妥善處理碳水引起的血糖問題，這也說明關注這一議題是多麼重要。

過食碳水化合物固然容易導致肥肉上身，但碳水化合物又是人體重要的能量來源，尤其是大腦活動所不可欠缺。人類與碳水化合物早已建立了長久的合作關係，碳水對人體而言是效率極佳的能源，只要少量就足以維持生命，在人類與飢餓搏鬥的漫長歷史中，碳水化合物長期扮演著猶如救世主一般的吃重角色。

從時間營養學的觀點來看，配合生理時鐘，在身體需求熱量的時辰攝取碳水化合物，在身體容易囤積熱量的時段避免吃碳水化合物，這種弛張有度的飲食調節，對現代人是必要的，而落實的方法很簡單，就是**「早餐適量吃碳水，晚餐點到為止」**。

傳統營養學講究「吃什麼」、「吃多少」，時間營養學則是以此為基礎，再加上「什麼時候吃」的一門新學問。我們研究進食的時間如何影響生理時鐘加快或延遲，即使飲食內容完全相同，在不同的時間進食，對血糖的變化、食物能量的轉換以及使用效率會造成哪些影響，目前已經有了更深入的發現。

一日早、中、晚三頓飯，雖然都是吃飯，時間營養學卻能夠釐清其中不同的意義。本章將分別具體說明三餐該如何吃會更為理想。

② 早餐——校準生理時鐘的最佳吃法

攝取「容易刺激胰島素分泌」的食物

早餐是晨間起床後的第一頓飯，吃早餐的目的不僅是儲備一整天所需的營養，還肩負「啟動以肝臟為主的周邊時鐘」之重責大任。換句話說，**早餐具有「鬧鐘」的作用。**

吃早餐的重點在於「用餐時間」。誠如第一章已經說明，唯有在早晨的時段用餐，才能夠透過飲食校準生理時鐘加快腳步。一般定義的早晨，以9點前為限。9點以後才吃早餐，校準生理時鐘的作用就變差了。

吃早餐的另一大重點，在於「吃什麼可以更有效校準生理時鐘」。從結論上來說，**容易刺激胰島素分泌的食物，校準生理時鐘的力量較強。**

胰島素是胰腺分泌的荷爾蒙。米飯、麵包這類碳水化合物在進入人體後，會被分解為葡萄糖，使血糖上升，刺激胰腺分泌胰島素。肝臟的周邊時鐘一偵測到胰島素變多，就會變得活躍。所以早上適合吃「刺激血糖上升的食物」，等同是「刺激胰島素分泌的食物」。

注重健康養生的讀者看到這裡，是不是大吃一驚呢？「刺激血糖上升」向來是瘦身減重、預防代謝症候群的大忌，為了避免血糖高低震盪，平日必須盡可能減少攝取碳水化合物，並且選擇不易刺激血糖上升的低GI食物[8]。至少，一般的醫療健康資訊都是這樣說的。

沒錯，誠如大家所知，碳水化合物吃多了，造成血糖居高不下，實在傷身。但如果想要在早晨確實校準生理時鐘，那麼，容易刺激血糖上升及胰島素分泌的碳水化合物就派上用場了。

正因為碳水化合物對人體而言很重要，所以人體具備了「無須飲食供應也可以自我提升血糖」的生理機制，那就是利用晨光刺激腦下垂體，活化中央時鐘分泌荷爾蒙，促使血糖上升。

遠古時代的人類，早上起床後，即使餓著肚子沒飯吃，照樣得幹活，所以發展出上述自體提升血糖的生理機制。然而自體儲存的血糖畢竟很有限，最終還是得透過早餐的碳水化合物來校準生理時鐘。午餐和晚餐帶動血糖上升，容易造成肥胖，但是早餐刺激血糖上升，發胖的風險卻相對小很多。因為生理時鐘的特性，使得胰島素在早上活性最佳，降血糖效果好，入夜後作用效率則變差，這一特性和血糖的利用效率自然形成連動。

魚類脂肪與蛋白質能校準生理時鐘

鮭魚、鯖魚、秋刀魚、沙丁魚都是富含不飽和脂肪酸DHA[9]及EPA[10]的魚種，而DHA及EPA有助於人體校準生理時鐘。這兩種脂肪酸會刺激人體分泌

8 譯註：GI為升糖指數，是Glycemic Index的簡寫，表示該食物刺激血糖上升的速度。
9 譯註：Docosahexaenoic acid，是一種必需脂肪酸，主要存在於魚類和貝類食物中，能活絡思緒、保健視力、延緩腦部退化。
10 譯註：Eicosapentaenoic acid，和DHA一樣，屬Omega-3必需脂肪酸，無法由人體自行合成，必須透過飲食補充。有助抗發炎、預防血栓形成、保護心血管、降低慢性病風險等功效。

GLP-1[11]荷爾蒙，具有促進胰島素分泌的作用。

有趣的是，科學家把魚脂之外的其他食用油脂也都詳查一番，包括肉類的動物性油脂、奶油等的乳脂肪，還有大豆油、芝麻油等植物油在內，結果發現無一同時具備DHA和EPA的特性。

此外，科學家還發現蛋白質也能協助人體校準生理時鐘。蛋白質分解成胺基酸後為人體所吸收，雖然不會刺激胰島素分泌，但是會誘發一種十分類似胰島素的「類胰島素生長因子1」（insulin-like growth factor 1，簡寫為IGF-1）產出。IGF-1也和胰島素一樣，可作用於生理時鐘。

至於食物裡的蔬菜、肉類、大豆等，許多都含有維生素K；蔬菜與海藻類富含的水溶性膳食纖維，這些食物也都有調節生理時鐘的作用。

傳統日式早餐是最佳膳食組合

如果從調節生理時鐘的功效來看，會發現日本自古代代相傳的早餐組合「米飯＋魚類」是再理想不過的選項了。

以米飯為主食的碳水化合物會刺激血糖上升，而傳統日式早餐的主菜，十有八九是烤魚或滷魚，魚肉是極佳的蛋白質食物，且魚脂富含DHA和EPA。

有趣的是，人類餐桌上充滿豐富的各類食物油脂，唯獨魚類油脂可以調節生理時鐘。「米飯＋魚類」的組合，先是利用米飯刺激胰島素分泌，然後有魚脂強化生理時鐘的校準力道。吃飯配魚肉，即使飯量少一點，調節生理時鐘的力道仍然強勁。而且人體在早上對魚脂的吸收力最佳，所以「米飯＋魚類」的組合是早餐的好搭檔。

傳統日式早餐常吃的納豆，富含維生素K；滷羊栖菜或是海帶芽味噌湯，則有豐富的水溶性膳食纖維，這些也都是十分友善生理時鐘的理想菜色。

11 譯註：glucagon-like peptide-1（胰高血糖素樣肽-1），主要是由腸道L細胞所產生的荷爾蒙，屬於一種腸促胰島素（incretin），能促進胰腺胰島β細胞分泌胰島素、抑制胰腺胰島α細胞分泌升糖素、抑制胃動力來延遲胃排空、透過中樞神經系統抑制食慾。近幾年用於治療糖尿病與肥胖，俗稱「瘦瘦針」的藥物，就是從GLP-1的作用原理所開發的類似成分。

「碳水＋魚脂＋蛋白質」的健康早餐搭配法

想要讓早餐充分發揮校準生理時鐘的作用，我們得提醒自己攝取以下三類食物：容易刺激胰島素分泌的碳水主食、含有DHA和EPA的魚脂、蛋白質（參照左頁的表2）。

即使只是一碗簡單的「生雞蛋拌飯[12]」，都有校準生理時鐘的良好效果。目前市面上甚至推出含有DHA和EPA的雞蛋，或許是可以考慮的選項。

早餐習慣吃麵包的人，可以在湯品或牛奶等加入蛋白質食材，或是善用鮪魚罐頭，做成鮪魚沙拉、鮪魚三明治。魚類的油脂當中，以鮪魚油脂調動生理時鐘的作用特別強。

不過，早晨正是大家趕著上班上課的忙碌時刻，難得從容準備早餐，善用起司、火腿、維也納香腸等加工食品，不失為變通的方法。食品廠商近來積極開發富含蛋白質的

12 譯註：在熱米飯上拌生雞蛋的日本傳統吃法，但必須留意雞蛋的衛生條件，避免遭生菌汙染。

表2 校準生理時鐘的蛋白質

蛋白質是校準生理時鐘，以及合成褪黑激素的原料。褪黑激素能促發睡意，幫助睡眠。以下是富含蛋白質的常見食材。

每 100g 含量（小數點以下四捨五入）

肉類	雞柳 25g、雞胸肉（去皮）24g、生火腿 24g、牛里肌 22g、牛腿肉 21g（依部位而不同）、豬里肌（帶油脂）19g、里肌火腿 19g、雞胗 18g、維也納香腸 12g 等
魚貝類	乾沙丁魚板 75g、魷魚絲 69g、沙丁魚乾 33g、鮭魚卵 33g、烤明太子 28g、水煮鯖魚罐 21g、水煮鮪魚罐 16g、蟹肉魚板 12g、魚肉香腸 12g 等
蛋類	蛋黃 17g、皮蛋 14g、白水煮蛋 13g、生鵪鶉蛋 13g、生雞蛋 12g、水煮荷包蛋 13g、蛋白 10g、罐裝水煮鵪鶉蛋 11g 等
大豆製品	黃豆粉 37g、油豆腐（生） 23g、納豆 17g、油炸什錦豆腐丸 15g、木棉豆腐 7g、豆漿 4g 等
乳製品	帕瑪起司 44g、脫脂奶粉 34g、加工起司 23g、卡蒙貝爾起司 19g、奶油起司 8g、植物奶油 6g、優格 4g、牛奶 3g 等

※ 以上所列出肉類，除了加工品以外，皆為烹調之前的蛋白質含量。

※ 乳製品因生產廠商不同，蛋白質含量也有差異。請參照各商品的產品成分標示加以確認。

摘自文部科學省 食品成分數據資料庫

魚肉香腸、竹輪、魚板等產品，以及應有盡有的即食調理包，專為早餐開發的產品也日漸多樣化。

至於吃超商三角飯糰當早餐的人，可以選鮭魚或鮪魚口味。雖然少有人吃鮪魚、鮭魚、醋醃鯖魚等壽司當早餐，不過從校準生理時鐘的作用而言，卻是頗為值得推薦的早餐。

想加菜，就來一盤維生素K或膳食纖維

維生素K是校準生理時鐘的一大利器。如果想要在碳水主食、蛋白質主菜之外，再加一道菜，那麼務必來一盤富含維生素K的蔬菜。

富含維生素K的蔬菜類有小松菜、埃及帝王菜[13]、菠菜、韭菜、高麗菜等。納豆不只是大豆蛋白質含量豐富，也有滿滿的維生素K。其他像是雞腿肉、蛋類、豆類、乾海帶芽等，很多食物都含有維生素K的營養成分。

維生素K屬於脂溶性維生素，容易溶於油脂當中，以熱油炒過，或是與含油的醬汁

拌著一起食用，更有助於吸收。

膳食纖維對於校準生理時鐘也有幫助。膳食纖維根據其能否溶於水的特性，可分為「水溶性」與「非水溶性」兩大類。水溶性膳食纖維是腸道好菌的食物，經過好菌發酵後會產生「短鏈脂肪酸」。短鏈脂肪酸能促進血液中的GLP-1荷爾蒙分泌，這是一種刺激胰島素分泌的荷爾蒙。GLP-1荷爾蒙的活性好，可以帶動胰島素分泌，強有力地校準生理時鐘。

富含水溶性膳食纖維的食物有大麥、蒟蒻、寒天、昆布、海帶芽、羊栖菜[14]、小芋頭、洋薑[15]、滑子菇[16]、納豆、秋葵、牛蒡等，可做成海帶芽味噌湯或涼拌納豆、水煮帶皮小芋頭、羊栖菜沙拉等配菜。

13 譯註：學名Corchorus olitorius。
14 譯註：學名Sargassum fusiforme。
15 譯註：學名Helianthus tuberosus。
16 譯註：學名Pholiota microspora。

豆腐泥拌沙拉[17]或是烤豆渣拌沙拉[18]等日式小菜，兼具膳食纖維與蛋白質的營養，最適合作為早餐的配菜。只要在前一晚備好拌沙拉用的青菜等材料，第二天早上與輾碎的豆腐或烤豆渣拌勻，幾分鐘內就可以簡單完成一道菜。

早餐吃米飯可寧心安神

早餐該怎麼吃，才能保持穠纖合度的身材，又保持一整天的好心情呢？最近韓國的一項相關研究值得參考。

這項研究以大約一千位十二至十八歲的青少年為實驗對象。這些孩子原本都沒有吃早餐的習慣，實驗人員將他們分為三組；第一組的早餐以米食為主，第二組的早餐以小麥為主，第三組的早餐以一般的韓式早餐為主，三組都連續吃上十二個星期的早餐。

實驗人員以ＢＭＩ和體脂率作為衡量肥胖程度的指標。三組當中，以米飯為主食的瘦身效果最顯著，不但如此，這組受試者的大腦大幅出現α波（alpha）腦波。人體在感到放鬆和專注時，大腦會呈現α波，這也說明了第一組的受試者身心壓力水平降低了。因此實驗結果合理推論，**早餐吃米飯的習慣可以帶來安定心神的作用。**

早餐的能量不僅可用來啟動一天的活力、預防肥胖，還能夠成為穩定心神的力量，重要意義不言可喻。

17 譯註：日式家常小菜，將豆腐搗成泥狀，擠乾水分後，加入芝麻、味噌等調味，做成味道百搭的豆腐醬，拌在各類蔬菜中食用。

18 譯註：日式家常小菜，將烤豆渣拌在各類海鮮或蔬菜中食用。

3 午餐——吃對了，能預防高血糖、高血壓

不吃午餐會使夜間血糖升高

許多人礙於工作忙碌等緣故無法吃午餐，或只是草草解決，如果你也習慣如此對待自己的午餐，那麼有些問題必須留意。

根據我的研究，同樣是在兩餐之間空腹十小時，前一天晚餐到第二天早餐之間相隔十小時，以及早餐和晚餐之間相隔十小時（即省略午餐），比較餐後的血糖變化，可以發現不吃午餐的飯後血糖明顯變高。

不吃午餐就直接吃晚餐的後果，容易出現高血糖，誘發「飯後血糖峰值」。也就是進食後如果血糖值驟升，身體為了平穩血糖，胰腺會大量釋出胰島素，導致血糖值驟降，形成「血糖值尖峰」的現象。像這樣，胰腺經常被迫一下子釋出大量胰島素，假以

時日，負荷過重，無法繼續製造足量胰島素，就會逐漸演變成糖尿病。

此外，有的人下午三點以後才補吃午餐，晚餐時間往往便跟著推遲。夜深了才進食，受到催人睡意的褪黑激素影響，胰島素分泌減少，血糖居高不下，身體只好將血液中多餘的糖分轉化為脂肪儲存起來，成為肥胖的「本錢」。

中午對鹹味感受比早上遲鈍，應留意鹽分攝取

進一步研究生理時鐘的節律，發現味覺也受到生理時鐘影響。

人體對鹹味的感受以早晨最敏銳，早餐吃少許鹽巴就覺得夠味，過了中午再到晚上，對鹹味的感受會越來越遲鈍，所以午餐和晚餐對鹹味的需求變大，想吃重口味的鐵板麵、薑燒豬肉，或是淋上濃濃醬汁的炸豬排等菜色。

日本傳統和食是世界公認的健康飲食，唯一的缺點或許就是口味鹹了一些，而吃太鹹有引發高血壓的風險。日本號稱高血壓人口高達四千三百萬人，每三位國民就有一人罹患高血壓。由於午餐必須外食的人特別多，因此更要慎防鹽分攝取過量。

午餐少吃蔬菜，可能誘發高血壓

衛生主管當局為了國民健康，大力推廣「減鹽飲食」，其實要「減鹽」不只靠減少用鹽，多吃蔬菜也有效果。**蔬菜所含的鉀，可以幫助排出體內多餘的鈉，所以多吃蔬菜就能預防並改善高血壓。**

國外的疫學調查發現，減少鈉的攝取量，同時增加鉀的攝取量，可以平穩血壓，降低心血管功能障礙、腦中風的風險，總死亡率也會隨之降低。

控制攝取的關鍵要點就在於「鈉和鉀的比例（鈉／鉀）」。無論是尿液中的鈉、鉀比例，還是飲食內容裡的鈉、鉀比例，兩者都是越接近越好。

而若是鈉高鉀低，心血管功能障礙與腦中風的風險會高，總死亡率也跟著上升。

午餐的外食族多，許多人為求快，會單點一碗蕎麥麵、烏龍麵、拉麵，速速解決一餐，這種明顯缺乏蔬菜的午餐，很容易形成鈉多鉀少的失衡狀態。

我經常提醒民眾，**外食點餐時，宜選擇附有多樣配菜的套餐，而非單點一碗主食。**如果要吃麵食，也請選擇加入較多蔬菜的湯麵，刻意攝取蔬菜。

一天三餐當中，哪一餐對高血壓的影響最大呢？根據「ASKEN」飲食管理APP的數據資料分析，最容易因為鉀攝取不足而引發高血壓的一餐，既不是早餐，也不是晚餐，而是午餐。

富含鉀的蔬菜有芋頭等薯類、南瓜、水菜[19]、韭菜、茄子、白菜、芹菜、高麗菜、蘿蔔乾絲；海藻類則以乾品為佳；水果裡的香蕉、哈密瓜等，也有豐富的鉀。

鉀為水溶性物質，水煮後容易釋出，所以將食材煮成濃湯或味噌湯，連湯水一起下肚，攝取量更高。市面上有一種低鈉鹽，將一部分食鹽的鈉代換成鉀，可參考產品標示的鈉／鉀比例加以挑選。

必須注意的是，腎臟功能不佳的人如果過量攝取鉀，有導致高血鉀症的危險，因此在膳食的營養配置上，宜諮詢自己的專科醫師。

飲食中攝取的鈉和鉀，都會經由腎臟的腎絲球過濾後溶於尿液中，腎小管再加以回收，供身體重新利用。

19 譯註：學名：Brassica rapa subsp. Nipposinica。

時間營養學發現，身體對鈉和鉀的再利用，以早晨最活躍，夜晚則多數直接從尿液中排出。由此看來，血壓高的人如果要喝鹽分高的味噌湯，晚上喝會比白天好。不過話說回來，若在味噌湯裡加入足量蔬菜，攝取一定量的鉀，就已經具備減鈉（鹽）的效果了。

④ 晚餐——「不囤積」、「不延遲」的吃法

晚餐必須晚吃的人，宜採取「兩段式晚餐」

晚餐越晚吃，和午餐的間隔時間拉得越長，就表示空腹時間越久，那麼晚餐後的血糖也更容易升高。如果因為工作等不得已的緣故，晚餐必須晚吃，不妨在稍早前的傍晚簡單吃一點，預防晚餐後的高血糖。

吃「兩段式晚餐」的重點是餐量不變，唯獨將主食（碳水等）提前到傍晚吃，晚一點回到家後，才吃主菜和副菜的肉、魚、青蔬等。

此外，養成傍晚喝茶的習慣也不錯。茶水中帶苦味的單寧酸成分，有抑制血糖上升的效果，而且以傍晚的作用最強。不過此時已近夜晚，宜選用低咖啡因茶葉，才不至於影響睡眠。

夜間太晚吃碳水，生理時鐘容易往後延遲，導致作息轉為夜型人，建議想要矯正晚睡習慣者，採取這樣的「兩段式晚餐」，將碳水提前到傍晚吃。

老鼠實驗有助於說明兩段式晚餐的效果。將餵食實驗鼠的時間，從下午的5點改為晚上的10至11點，結果老鼠的周邊生理時鐘逐漸向後延遲，作息轉為夜型化。但是將夜晚11點鐘餵食的飼料分出一半，提前在下午5點鐘餵食，剩下的另一半留到晚上11點鐘再餵食，結果有效改善了周邊時鐘的延遲，防止作息夜型化。

下課後還要跑補習班的學子，或是因為工作繁忙而耽誤晚餐時間的人，都適合採用兩段式晚餐的進食法。

在睡前二到三小時吃完晚餐

吃晚餐的基本原則是簡單吃，而且至少在就寢前的兩到三小時之前用餐完畢。

夜晚的胰島素作用差，所以晚餐的飯後血糖容易偏高。想避免晚餐後的高血糖，應該認真吃午餐，預防晚餐報復性大吃大喝，帶著消耗不掉的熱量入睡，儲存為體脂肪。

人體對晚餐的代謝利用差，因此晚餐應該少吃碳水和脂肪，否則容易造成血脂肪異常。

大家都知道多吃鹽容易誘發高血壓，但其實血脂肪異常導致血液黏稠，血流循環不暢，也會加速動脈硬化，引發高血壓。正在進行「限醣」或「低醣」飲食的人，應該節制碳水攝取的時間並非早餐，而是晚餐才對。

晚餐也不要食用天婦羅等油炸物，建議改用燒烤逼出油脂；油炒的菜色改為蒸煮；炸豬排改為涮豬肉片沙拉；炸雞改為蒸煮雞肉料理等，都可以大幅減少卡路里。

不少人有晚餐小酌的習慣，啤酒、紅酒、威士忌、燒酒、白蘭地等酒精飲料的熱量，雖不至於像脂肪那麼可觀，但仍然比碳水的熱量高，切莫掉以輕心。

習慣性飲酒不只引發肝功能障礙等疾病，也會擾亂生理時鐘，影響體溫和活動力，並且干擾肝臟等臟腑的周邊時鐘，在中央時鐘和周邊時鐘之間造成時差。此外，飲酒過量還會妨礙催眠的褪黑激素分泌。有的人為了好睡而晚酌，但是不知不覺喝多了，只會招來擾眠的反效果。

夜間攝取鈣質好吸收

鈣質不只是我們的骨本，還是維持與調節生理機能所不可欠缺的礦物質。大家都知道中高齡要預防骨質疏鬆，但其實日本的各年齡層都普遍存在鈣質不足的健康隱憂，有必要經常刻意攝取鈣質。

時間營養學研究發現，**人體對鈣質的吸收率夜晚比白天好**。腸道對鈣質的吸收率，因食物種類而不同。例如，腸道對於牛奶、起司、優格等奶製品所含的鈣質，有五〇％的吸收率，但是對小魚、海藻類、大豆製品的鈣吸收率，則降到二〇％左右。**想要提高鈣質吸收率，可以添加富含檸檬酸、蘋果酸等的食用醋**，例如日本傳統菜裡的南蠻漬[20]、海藻類拌酸醋的沙拉等。

維生素D在鈣質的吸收利用過程中扮演重要的角色。日曬乾香菇富含維生素D，其他像是乾木耳、舞菇、銀魚乾、鮭魚、秋刀魚、鰻魚、蛋黃、豬肝等，也都含有維生素D。現在還有維生素D強化牛奶與雞蛋上市，提供消費者更多選擇。

20 譯註：食材裹粉油炸後，浸漬酸甜醬汁。

5 善用點心時間，可預防代謝症候群

不足的營養讓點心零食予以補充

有些人因為早上起床沒胃口，或是趕著出門沒時間，選擇不吃早餐。不吃早餐或是草草解決早餐的人，不妨趁著中午前的空檔，透過吃點心，把省略早餐而缺失的營養補回來。選擇富含蛋白質的點心，可以協助生理時鐘準確對時。

至於午後是否有必要補充點心，可以從午餐到晚餐的間隔時間判斷。倘若兩餐之間相隔不到六小時，原則上沒必要吃點心。不過，如果是正餐食量小的人，兩餐之間吃個小點心也無妨。

理想的點心以補充人體容易流失的礦物質、維生素為主，其中又以選擇富含膳食纖維的食物更理想（請參照第134頁 表3 ）。至於仙貝、銅鑼燒、洋芋片等高碳水的點

表3 適合作為點心的食物

適度食用好的點心零食，可以補充營養，並填補正餐之間相隔太久的空腹。

富含蛋白質的點心

優格、起司、水煮蛋、雞肉沙拉、鮪魚或雞蛋三明治、豆菓子[21]、豆渣餅乾等

補充礦物質的點心

杏仁或開心果等堅果類、葡萄乾或香蕉乾等水果乾

富含膳食纖維、維生素的水果

蘋果、草莓、奇異果、柿子、鳳梨、柑橘類等

心，應避免過量攝取。

消夜這樣吃，預防食慾失控

根據厚生勞動省統計，四〇歲世代在晚上9點以後進食的比例，男性大約每三人就有一人，女性為每五人有一人。這當中不乏在吃過晚餐後，仍止不住食慾衝動的「夜食症候群」患者，屬於「飲食失調」的類型。

在深夜裡頻繁吃高熱量食物，容易導致肥胖與生活習慣病纏身。瘦體素是對食慾踩煞車的荷爾蒙，但是患有夜食症候群的人，瘦體素的煞車功能失靈。

大家都知道愛吃消夜是壞習慣，但偏偏就是克制不住衝動。就有一位十多歲的考生問我：「當我完全控制不住食慾的時候，該怎麼辦才好呢？」

我在第二章說過，夜晚是食慾失控的著魔時刻，想對付深夜的食慾，可不是僅憑意志力就能夠收伏。這種時候，不妨用富含膳食纖維的海帶芽湯或竹筍湯填肚子。低碳水、低脂肪、高蛋白、高膳食纖維的食材，適合在夜晚嘴饞的時候應急。水煮蛋、優格、魚肉腸、豆腐、毛豆等也是可以考慮的消夜食物。水果看似健康，但其實糖分太高，並不適合當消夜。

近來市面上推出許多碳水減半的高纖點心，統稱「創意點心」（smart snack）。根據我的研究團隊發現，以一般市售餅乾當消夜，睡眠時間容易受影響而縮短，但若改用碳水減半的高纖餅乾，睡眠並未受到不良影響。不但如此，富含膳食纖維的餅乾還能抑制隔天早餐後的高血糖，發揮「第二餐效應」。

因此只要善於選擇食物，吃點心未必是十惡不赦的禁忌。

21 譯註：日式豆菓子是以豆類、堅果調味製成的點心。

「甜點胃」的真相

你是否有過這樣的經驗？分明已經飽餐一頓，但是見到蛋糕、冰淇淋、豆沙包之類的甜點，又忍不住食指大動。

對甜食缺乏抵抗力，肚子再飽都塞得下，一般稱之為「甜點胃[22]」。「甜點胃」的現象，並不是出於「填飽肚子的食慾」，而是受到「滿足快慰需求的食慾」所驅使。

有趣的是，「甜點胃」也受到生理時鐘的控制，在人體白天的活動期並不顯著，一到夜晚的人體非活動期就開始蠢蠢欲動，尤其是對甜滋滋、油膩膩的食物難以招架。「甜點胃」的背後其實是多巴胺在作祟，多巴胺是一種能帶來欣快感、誘使人成癮的荷爾蒙。因為多巴胺在入夜後分泌旺盛，所以夜晚的泡麵吃起來特別香。

如果抗拒不了飯後甜點，市面上有許多以豆漿或低熱量甜味劑製作的甜點可供選擇，例如，避開高乳脂的冰淇淋，選擇低卡或低糖冰淇淋。

本書前面曾提到，我在半年間穿戴連續血糖監控裝置趴趴走，發現晚餐後吃大福[23]，血糖竄升特別快。所以對於入夜後的甜點，真的要慎之、戒之。

22 譯註：日文稱為「別腹」，即不同於正餐的另一個肚子。
23 譯註：日本甜點，以糯米粉皮包裹甜餡料。

⑥ 吃對時間，才能吃出營養

早上吃番茄能提升抗氧化力

根據日本消費廳的規定，「機能性標示食品」[24]不得主張「食品依攝取時間不同，有改善生理時鐘失調的效用」。當局的理由是食品並非藥品，所以任何時候食用都不應影響機能。

的確，你可以在任何時候吃想吃的食物，但是正如同前面已經說明，即使是完全相同的食物，在早上或晚上吃，刺激血糖上升的變化仍有不同。所以民眾最好建立「時間概念」：相同食物在不同的時間吃，作用和功能會有不同。有了這一認知，對於我們日常的養生保健會有幫助。

番茄的紅色來自「茄紅素」成分，茄紅素有強大的抗氧化能力，可抑制體內的活性氧與慢性發炎等，發揮抗老化、預防疾病的功能。

我們發現，前一天晚餐至第二天早餐的斷食期間，膽囊儲存許多膽汁，有助於茄紅素吸收，因此早上攝取茄紅素，能使血液中的茄紅素濃度升高。白天活動當中，呼吸作用旺盛，接觸較多紫外線，體內氧化壓力也隨之升高。所以早晨的血液中保持高濃度茄紅素，能減輕白天的體內氧化傷害。總之，**茄紅素在早上吃效果更好**。

此外，GABA[25]是一種能使人體放鬆的物質，業者現在已開發富含GABA的番茄。在晚餐或夜晚食用這種富含GABA的番茄，想必可有助於安眠。

24 譯註：日本消費廳將營養保健補充品分為三類加以管理，分別是：

1「特定保健用食品」：認定嚴格，相當於台灣取得小綠人標章之健康食品字號產品。

2「營養性標示食品」：由日本消費廳公告可宣稱之用語，符合標準者（限定在表列的十三種維生素、六種礦物質、一種脂肪酸），不需許可申請和通知。

3「機能性標示食品」：只需在上市前六〇天提出系統性文獻回顧或是臨床試驗，即可在產品包裝上出示「機能性標示食品」標誌。但日後如果發現其宣稱涉及誇大不實，將依法處罰。

相對於台灣衛生當局的監管，日本的政策寬鬆許多，所以「機能性標示食品」如雨後春筍冒出頭。

25 編註：關於GABA的進一步說明，請參考第145頁。

早上吃膳食纖維能控制血糖、治便祕

膳食纖維不只有協助校準生理時鐘的功效，早晨攝取膳食纖維還有其他意想不到的好處。

像是菊芋、牛蒡等富含菊苣纖維[26]，這是一種典型的水溶性膳食纖維。那麼，在早餐和晚餐攝取這類膳食纖維，作用上會有差別嗎？我們以高齡者為對象，做了以下的實驗。

將受試的高齡者分為兩組，第一個星期全都維持平常的飲食內容，第二個星期開始，一組在每天早餐攝取五公克菊芋粉，另一組在晚餐同樣攝取五公克菊芋粉。連續監測兩組的血糖值，和第一個星期相比，早上攝取菊芋粉的第一組，血糖值明顯平穩許多，而且改善便祕的效果比晚上吃菊芋粉的第二組更佳。

再觀察受試者的腸道菌叢變化，第一組不只是血糖值更平穩，腸道好菌也有增多的傾向。

而從膳食纖維的類型來說，單一攝取菊苣纖維的營養補充品，和直接吃菊芋、牛蒡等食物相比，吃天然食物對腸內益菌的生長助益更大。

這個實驗結果說明，想要降血糖、維持健康的腸道菌叢生態，光靠菊苣纖維是不夠的；菊芋、牛蒡的植化素[27]，以及非水溶性膳食纖維等成分的交互加乘作用，也必須列入考慮。

菊芋是菊科的多年生草本植物，近幾年來成為頗受矚目的健康食物。生菊芋切薄片後，下水川燙去除澀味，可以拌沙拉或豆腐泥，也適合醬炒或快炒後熱騰騰上桌。

市面上有賣乾燥菊芋磨成的粉，方便做菜時添加。我和營養師們討論如何善用菊芋粉做菜，順便測量菊苣纖維的含量，結果發現在豬肉味噌湯、竹筍炊飯、牛蒡沙拉等加入菊芋粉，可以豐富菊苣纖維含量，很適合早餐食用。

26 譯註：Inulin，又稱菊糖。
27 譯註：phytochemical，植物生化素。

早上或晚上吃納豆，效果大不同

一說到日本人最常在早餐吃的發酵食品，自然非納豆莫屬。納豆是大豆的天然製品，富含優良蛋白質，**早餐吃納豆，除了能校準生理時鐘，它的蛋白質還有助於長肌肉，預防上年紀以後容易發生的肌少症。**

大豆裡的「難消化性蛋白質」，是一種進入腸道後無法被人體消化的蛋白質，最後成為腸道菌的食物，具有改善菌叢生態、整腸通便的效果，所以早餐吃納豆大有好處。

晚餐吃納豆，其中的維生素K有助於合成骨質。而納豆所含的「納豆激酶」更是清血、活血、預防血栓的成分。人體的血栓容易發生在一大清早，晚上吃納豆，正好用來預防早晨的血栓。

納豆激酶這樣的酵素最怕高溫破壞，晚餐吃納豆，與其吃納豆拌飯，不如吃納豆沙拉，用冷盤方式調理，更能夠完整保留納豆的功效。納豆裡的大豆異黃酮，是雌激素的前驅物質，結構上與雌激素相似，可預防骨質疏鬆，所以**晚餐吃納豆，不僅可預防血栓，還有助於保住骨本。**

7 讓人睡得香甜，醒來活力充沛的食物

良好睡眠來自早晨喝牛奶＋白天曬陽光

常聽人說，晚上睡不著，就喝杯熱牛奶。褪黑激素可以促進睡意，而牛奶所含的「色胺酸」正是合成褪黑激素的原料。不過我對此說法存疑，因為褪黑激素豈是喝杯牛奶就能合成出來的。

想要晚上睡得好，就得從早餐開始攝取富含色胺酸的食物，然後盡量讓自己在白天多接觸陽光。血清素是褪黑激素的前驅物質，而陽光可以刺激血清素分泌。

血清素到了夜晚會轉化為褪黑激素，令人自然萌生睡意。

富含色胺酸的食物有牛奶、起司、優格等乳製品，還有豆腐、納豆等大豆製品，香蕉、雞蛋等也含有許多色胺酸。

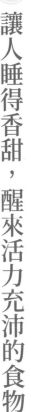

香檬的陳皮素可校準生理時鐘為晨型人

沖繩香檬[28]、椪柑、青檸等柑橘類果實的外皮，富含「陳皮素」，已證實能作用於人體生理時鐘基因的Bmal1蛋白質，發揮調節生理時鐘的作用。而沖繩香檬的陳皮素尤其豐富，作用也更強。

由於陳皮素多數存在果皮當中，所以連皮榨汁，或是將果皮磨碎入菜，可以攝取到更多有效成分。

有實驗指出，將飽含油脂的飼料餵食實驗鼠，干擾其生理時鐘基因的運作，之後再給予陳皮素，結果這些實驗鼠又恢復正常的生理時鐘節律，而且變得不易肥胖。

早晨的咖啡因有益瘦身，夜間的咖啡因會助長夜型化作息

早晨喝咖啡、紅茶，內含的咖啡因可以發揮明顯的抗肥胖功效。

不過，無論是人類還是實驗鼠，在非活動期間（老鼠的非活動期間是白天，人類則

是晚上）攝取咖啡因，都會推遲生理時鐘，造成作息時間延後，對人類來說，就是趨向夜型人。

從人體實驗得知，夜間暴露在光線中，生理時鐘會往後推遲，如果暴露在光線下的同時，又攝取咖啡因，會更加劇生理時鐘的延遲。**習慣在晚上滑手機、打電腦，同時還喝咖啡、紅茶等咖啡因飲料的人，得留意夜型化作息可能因此積重難返。**

GABA能安撫情緒，減輕壓力

GABA是一種胺基酸，能舒緩緊繃的情緒，減輕壓力，促發睡意並提升睡眠品質。

腦內神經傳導物質多巴胺和腎上腺素會令人情緒亢奮，作用猶如汽車的油門，而GABA則好比煞車。

用來治療焦慮症的苯二氮平類藥物，其作用機轉就是強化GABA受體的作用，

28 譯註：即台灣常見的香檬。

藉以安撫焦慮情緒，達到催眠效果。對倉鼠進行苯二氮平類藥物實驗，證實具有校準生理時鐘的作用，因此科學家合理推測ＧＡＢＡ可調整生活作息。

番茄、甜椒等蔬菜，香蕉、哈密瓜等水果，優格類的乳酸發酵食品，都含有ＧＡＢＡ成分。從食品或營養補充品攝取ＧＡＢＡ，與其說是直接作用於大腦，更貼切地說是緩和交感神經緊張，釋放臟腑壓力，間接發揮催人入眠的效果。

日本茶的茶胺酸可活化副交感神經

綠茶富含的甘味成分茶胺酸能與大腦皮質的受體結合，影響神經信號傳遞。這一大腦皮質的受體，對中央時鐘的上視神經交叉核傳遞光的訊號，重要性可見一斑，也因此茶胺酸被認為很可能對生理時鐘發揮作用。

可以確定的是，茶胺酸會刺激腦內荷爾蒙多巴胺大量釋出，而多巴胺正是帶來幸福感受的荷爾蒙。所以想要喝杯茶、歇息一下的衝動，或許正是來自多巴胺的驅使。

動物實驗證實，茶胺酸有抗壓力及抗憂鬱作用，甚至能夠刺激腦內ＧＡＢＡ的量增多，產生助眠效果。人體實驗也發現，攝取茶胺酸能活化副交感神經，當人體處在放鬆狀態下，容易釋放α腦波，成為抗壓利器。

蜆的鳥胺酸能調節肝臟的周邊時鐘

蜆富含鳥胺酸，這是一種號稱可以消除疲勞、醒酒解宿醉的胺基酸，因此廠商將其成分濃縮，或合成後做成「蜆精」販售。如今科學家更發現，鳥胺酸對人體生理時鐘也有影響。

老鼠實驗中，對老鼠投予鳥胺酸，血液中的GLP-1（促進胰腺分泌胰島素的荷爾蒙）濃度會上升，血液中胰島素的濃度也隨之上升，影響肝臟的周邊時鐘基因運作。

目前已知，睡前攝取鳥胺酸會干擾促發睡意的褪黑激素分泌，使其分泌時間延後，因此不排除鳥胺酸有可能延遲生理時鐘規律。高齡長者的生理時鐘普遍提早，鳥胺酸或許可用來解除極端晨型人的作息困擾。

Column

飲食管理APP——未來的營養個管師

開會開到晚上九點，嘴饞想去吃碗拉麵，先問問飲食管理APP的建議，但APP告知，深夜時段不適合吃拉麵和餃子，請改點炒青菜定食……

或許在不久的將來，這樣的個人專屬飲食管理APP就會出現在智慧手機，為廣大的使用者效力。

現今已經有各式各樣的飲食管理APP，基本功能主要是飲食紀錄，以及體重、體脂肪等的數據管理。

期待未來，營養師能與AI聯手，在這些功能上附加更多貼心服務，例如，使用者可以透過手機傳送餐點照片，讓APP進行信息分析；或是從預先登錄的料理中挑選餐點，調配食量、營養與熱量。又或是配合使用者的需求，像是預防代謝症候群或瘦身等目標，做出專業建議。

飲食管理APP的優點是能持續記錄不中斷，便於掌握使用者的飲食習性。人類的飲食行為十分複雜，光憑一天的飲食內容調查，無法真正掌握個人的飲食模式，但如果持續記錄一個月，就可以歸納出「早餐的膳食纖維不足」、「晚餐的飽和脂肪偏多」等重要信息。

厚生勞動省為國民健康著想，建立了一套可遵循的數據，方便民眾知道該吃什麼、吃多少，於是有了「日本人飲食攝取基準」（每五年改訂一次）。飲食管理APP則是提出更貼近個人需求的飲食建議，讓一天當中的每一餐都可以得到專業的照顧。

時間營養學的研究也必須借重飲食管理APP的大數據，分析使用者的飲食習慣，知道什麼樣的飲食模式對生理時鐘和健康會造成哪些影響。將這些大數據和健康檢查的數據相互參照，還能夠深入找出使用者個人的飲食模式有哪些問題點，由AI加以預測，並提出適切的建議。

在這人手一機的時代，智慧型手機已經成為不可或缺的個人管理工具，倘若能夠透過飲食管理APP，善用時間營養學，將可望進一步落實民眾延年益壽的心願。

第 4 章

認識自己的「晝夜節律」，預防社交時差

1 什麼是「晝夜節律」？

「晨型人」VS.「夜型人」

有一種人習慣早早起床，白天活動力十足，我們稱之為「晨型人」；還有一種人喜歡通宵達旦，越夜越美麗，稱之為「夜型人」。即使你從不知道人體有所謂的「生理時鐘」，也應該隱約會感覺到周遭人們在生活作息上存在不同的習慣差異，說不定你也自覺到本身符合其中的某種類型。

C先生從小早睡早起，一直自認為是「晨型人」的他，任職出版社後，生活型態大轉變，工作經常忙到深夜，不知不覺往「夜型人」的作息方向發展。但是顧慮到「夜型人容易發胖」，他試圖調整自己的起居，想重回「晨型人」的生活軌道。

C先生盡量每天早起，入夜後自然就早早有了睡意，但是這麼一來，他便無法再像原本那樣，熬夜加班趕工作。

「如果為了健康著想，晨型人的作息或許最理想，但若是想配合工作需要，夜型人的作息對我來說比較能夠兼顧。究竟我該怎麼做才好呢？」C先生左右為難。

要回答C先生的問題，我們首先得明白夜型人的作息有何缺點？如果不得不過夜型人的生活，是否有維持健康的訣竅？

「晨型」、「夜型」與「中間型」作息如何區分？

絕大多數人都在白天活動，夜間休息，畢竟人類屬於「晝行性」生物，這樣的作息習慣是與生俱來，無法於後天勉強改變。

然而，晝行性的人類當中，有人一大早就精神奕奕，整天生龍活虎；有的卻是白日昏沉，入夜後才火力全開，一般將之粗略分為「晨型人」、「夜型人」，專業用語則將這些屬性稱為「晝夜節律」。

晨型人與夜型人在生理表現上的重大差異，主要反映在「體溫上升的時間點」，以及「褪黑激素（促發睡意的荷爾蒙）分泌的時間點」。

簡單說，晨型人的體溫會在晨間早早上升，所以大清早起床後活力十足。如果說晨型人是「快熱」的人，那麼夜型人就很「慢熱」，他們的體溫得歷經整個白天才能緩慢上升，所以對一大早的工作感到吃力，直到入夜後漸入佳境，三更半夜反而精力充沛。由於其褪黑激素的分泌時間比晨型人晚，因此夜晚不容易產生睡意。

還有一種「中間型人」，正好介於晨型人與夜型人之間。這三種類型的人口分布比例大致相當，也就是各占三分之一。

晝夜節律決定不同時間的能力表現

踩自行車的體能表現反映了一個人的肌力和耐力，實驗人員藉此觀察晨型人、夜型人、中間型人的表現差異（參照第156頁 圖4 ）。一般而言，人體的運動能力和體溫變化相當，都是午前偏低，午後越高，接近傍晚時達到最頂點。

（B）的晨型人，不出預料，他們從早上就活力充沛，午後不久即迎來最佳表現。

一整天的體能表現大致平均，是晨型人的特徵。

（C）的中間型，高峰時間比晨型人稍微慢了一些，不過整體而言，他們一整天的體能表現仍穩定持平。

（D）的夜型人，和中間型人相比，中午前的能力表現極差，午後越晚表現越好，入夜後明顯發揮好成績，這是夜型人的特徵。

如果要夜間舉行棒球賽，安排夜型人的球員出場或許更有勝算。至於早上有重大發表會的場合，可以找晨型人上場，此時他們的專注力高，更容易有好表現。

我們不妨將「晝夜節律」看成是每個人的生理時鐘個性，個性就只是個性，並沒有好或壞的分別。按理說，我們本該因勢利導，從個性特質找出易於發揮的時間點，以利於求學或工作表現，然而現實生活由不得我們完全做主。

雖說如今的社會充滿多元學習和工作型態可供彈性選擇，但是整體而言，我們的社會仍然傾向晨型社會，重要活動都從早上八點或九點展開。至今為止，所有的研究都指出，夜型作息的孩子學業表現比晨型的孩子差，這並非孩子的能力不足，而是考試大多在早上舉行，夜型作息的孩子早上無法充分發揮實力，因此明顯吃虧。

圖4 晨型人、夜型人、中間型人的運動表現差異

踩自行車實驗，時間設定在早上7點到晚上10點之間，統計發現最佳表現時間的落點，按照晨型、中間型、夜型的先後順序分布。（A）是所有人的平均最佳表現時間，為下午4點。

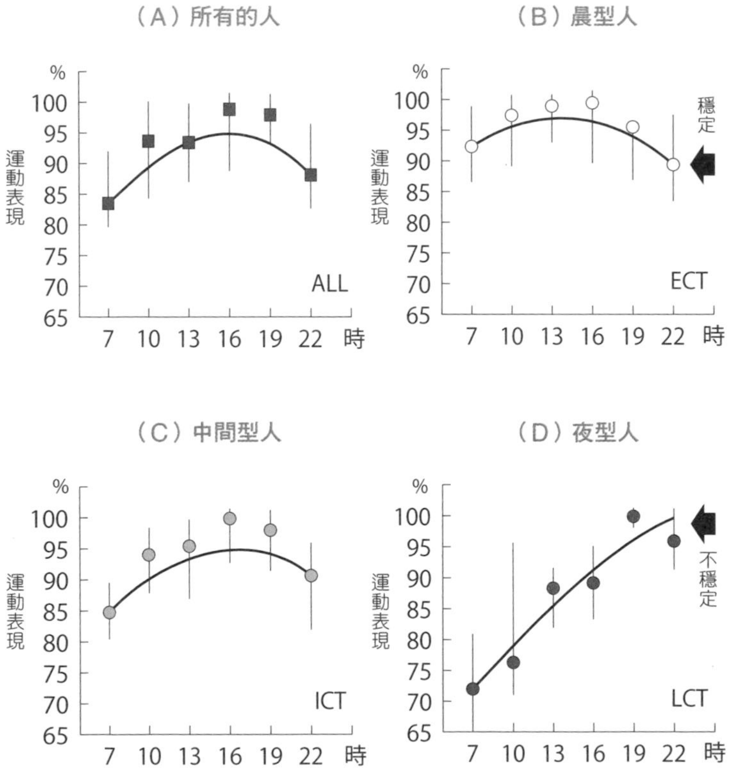

Facer-Childs E and Brandstaetter R（*Current Biology, 2015*）

晝夜節律是遺傳因素，還是習慣使然？

最近的生物科學研究發現，晝夜節律其實受到遺傳基因影響。有一種「睡眠相位前移症候群」的患者，睡眠時間會一天比一天提前，科學家分析全是這種晨型人的家族，發現他們的生理時鐘基因Per2發生部分變異。

另一種「睡眠相位後移症候群」的患者則正好相反，他們的睡眠時間會一天天向後延遲，分析全是這種夜型人的家族，得知他們的生理時鐘基因Per3或Clock發生部分變異。

科學家推論，這些患者的睡眠相位異常，不僅是這幾個生理時鐘基因的變異造成，應當還涉及其他數種遺傳基因的變異，共同組合出睡眠相位偏移的結果，因此出現了一定數量的晨型人家族和夜型人家族。

不過話說回來，絕大多數人的晝夜節律仍是受到職業或勤務型態等社會因素，以及個人生活習慣影響，而有了晨型、中間型、夜型的作息表現。

本書開頭自我檢測量表1，在「你的生理時鐘屬於晨型、中間型還是夜型？」

（參照第29頁）當中，根據⑩⑪，從就寢與起床之間的「中間時刻」，判斷屬於「晨型」、「夜型」或「中間型」。這是出自「慕尼黑晝夜節律量表」（MEQ-SA）的判讀方式。

不過「晝夜節律」並非一輩子不可改變。目前檢測為夜型作息的人，因為生活環境與習慣改變，有可能轉變為中間型，而後又成為晨型。相反地，原本是晨型作息的人，隨著作息改變，不斷往夜型發展，也可能變成中間型或夜型人。

重要的是，如何調節個人的生理時鐘，以便與社會的作息規律合拍。左頁的表4，列出晨型人、中間型人與夜型人的具體特徵，方便讀者自行與個人生活相互對照。

表4 晨型人、中間型人、夜型人的特徵

晨型	• 晨間到中午前易發揮能力，一整天表現穩定 • 多數有吃早餐的習慣 • 不易罹患生活習慣病 • 白天有活力 • 雖然作息規律，但是對於夜間的突發狀況應變較差 • 不善處理夜間勤務或難以勝任輪班工作
中間型	• 中午以後容易發揮能力，一整天表現穩定 • 表現出介於晨型與夜型之間的中間特質，隨著習慣傾向，可能轉變為晨型人或夜型人
夜型	• 傍晚到夜裡容易發揮能力，但是中午以前有氣無力 • 多數不吃早餐 • 大多很晚才吃晚餐 • 容易罹患生活習慣病 • 睡眠時間往往偏少 • 對於夜間的突發狀況應變快 • 能勝任夜間勤務或輪班工作

❷ 與社會作息時間難以配合的「社交時差」

你有社交時差嗎？

如同前述，晝夜節律並無絕對的好或壞，重點在於自己的生活作息規律能否順利配合社會活動的節奏。

例如，習慣晚睡的夜貓子趕著白天上班，因為睡眠不足，精神不濟，儘管是工作時間，生理時鐘還在天沒亮的凌晨狀態，不僅精神渙散，影響工作表現，也傷害自身健康。像這樣，個人生理時鐘與社會的作息時鐘脫節，形成「時差」現象，就稱為「社交時差」。

「社交時差」常發生在通宵熬夜，白天睡覺，作息日夜顛倒的人身上。還有一種「輪班時差」，起因於日夜輪班工作造成個人的生理時鐘難以配合，導致時差障礙。第二章曾說明，不吃早餐造成中央時鐘與周邊時鐘之間發生時差，稱為「省略早餐時差」。這些時差對健康造成的不良影響，本書稍後會有詳述。在此請各位先確認自己是否有「社交時差」。

本書開頭表1的「你的生理時鐘屬於晨型、中間型還是夜型？」（參照第29頁），⑫請受測者計算假日與平日就寢時間及起床時間的「中間時刻」差距。

平常日因為配合上學或上班的時間，必須遵守作息規律，但是一到假日，少了這些社會活動的約束，就容易反映個體原本的晝夜節律。舉例來說，假日如果是凌晨2點就寢，早上10點起床，中間時刻就是早晨6點；平常日如果是凌晨12點就寢，早晨6點起床，中間時刻就是凌晨3點。平常日與假日的中間時刻相差三個小時，這三個小時就是「社交時差」（參照第162頁圖5）。

一般來說，**社交時差只要相差一小時以上，就會開始出現老是睡不飽的疲累感，或是一覺醒來仍然感到昏沉。如果相差三小時以上，會出現明顯的睡眠障礙症狀，**例如原本應該清醒的大白天，卻總是瞌睡連連，一不留神就出差錯，甚至發生事故意外。有研究報告指出，時差越大，承受的身心壓力也越大，不僅抽菸比例升高，憂鬱症的發病率

圖5 晨型、中間型、夜型的社交時差與睡眠負債關係，以及人口分布

從平常日與假日就寢・清醒的中間時刻，可以得知「社交時差」和「睡眠負債」程度。假日的中間時刻與人口分布的柱狀曲線（見最下方圖）相對照，即可判別屬於晨型、中間型、夜行的哪一型。

社交時差與睡眠負債的計算方式

	就寢	清醒	中間時刻	睡眠時間
平日	0 小時	6 小時	3 小時	6 小時
假日	2 小時	10 小時	**6 小時**	8 小時

社交時差：3 小時

睡眠負債：2 小時

假日（自由時間）的中間時刻

晨型、中間型、夜型的範圍與人口分布

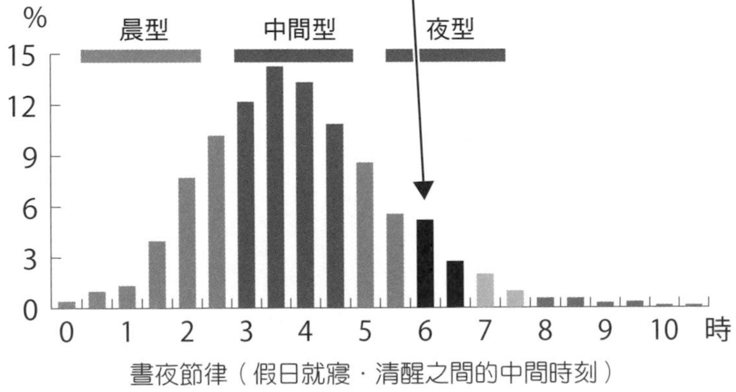

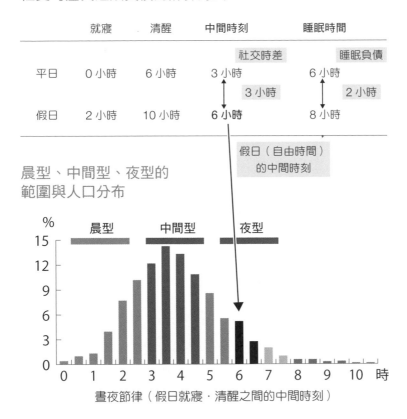

也會增加。

從圖5可以看到「睡眠負債」的比例變化。圖中顯示，平常日與假日的睡眠時差多達2小時，說明平常日一直處在睡眠不足的狀態。至於解決問題的方法，請參考第189頁。

3C和飲食會加劇社交時差

絕大多數的社會活動都是從早上開始，包括學校、企業、公家機關都是如此，換句話說，我們屬於「晨型社會」。但是另一方面，個人在夜間有更多樣化的去處和歡樂的活動，所以我們也同時生活在「夜型社會」。

夜間的飲食，比如說吃晚餐，與其說是為了補充營養，不如說是為了享受社交或家人團聚的歡樂而吃，滿足情感需求的意義更大於吃飽飯的需求。

而使用智慧型手機、電腦、平板、電視等3C產品，可以收集資訊、獲取教育資源，又能進行遊戲等娛樂，也是與人交流不可或缺的方式。3C產品早已與生活密不可分，入夜後仍緊抱3C的依賴人數也逐年成長，3C因此成了干擾入眠的睡眠殺手。

尤其是長時間盯著智慧型手機、電腦、平板的藍光螢幕，藍白色強光會刺激人體生理時鐘往後延遲。大畫面電視的強光和過於明亮的室內照明，同樣在我們不自覺間拖慢體內的生理時鐘。

多采多姿的夜生活吸引我們流連於夜型社會，但同時又必須適應晨型社會的作息，身處在兩者之間的適應矛盾，造就了現代的「社交時差社會」。

社交時差尤其容易發生在夜型人身上，但是中間型人和晨型人也不可大意。誠如前面描述的現代化生活特性，都會使中間型人和晨型人稍有不慎，也難以倖免於社交時差造成的影響。

種種的夜間生活習慣，可能會讓我們循著以下的進程，一步步邁向夜型化作息：

①夜間仍盯著智慧型手機、電腦螢幕等強光，造成中央時鐘延遲。
②吃消夜造成中央時鐘延遲。

③晚睡導致晚起，未能見到晨間的太陽，造成中央時鐘無法校準時間。

④早上晚起錯過早餐，造成周邊時鐘未能校準時間。

⑤中央時鐘和周邊時鐘始終處在延遲狀態，與社會的作息時鐘脫節。

這些就是形成「社交時差」的劇本。

時差形成容易，回歸難

生理時鐘一旦走慢了，想校準回到正常軌道並不容易，這是因為**人體的生理時鐘特性，就是「容易慢，難變快」**。

舉例來說。從日本到法國巴黎旅行，當地時間比日本晚八小時。想把生理時鐘調整到當地時間，只要忍住睡意晚點就寢，很快就能調慢自己的生理時鐘，融入當地作息。

但如果是從日本去美國，兩地時差多達十四至十九小時，因此必須至少把自己的生理時鐘調快五至十小時，此時容易出現睡眠不足等症狀，想要調整時差、融入當地時間，會格外辛苦，適應期也比較長。

充滿解放感的週末夜，一面啜飲啤酒，一面配超商買的下酒菜，觀看手機的影片，一回神竟然已經深夜……這是很多人在不自覺間養成的習慣，生理時鐘也就這樣三兩下被拖慢了。

為了調快延遲的生理時鐘，星期一、星期二的早晨，我們刻意起早曬太陽、吃早餐，但只是努力兩天，並無法讓自己重新回到早睡早起的作息規律。等到好不容易把生活節奏找回來，已經是星期四、星期五。於是，花費了整個週間才校準回來的生理時鐘，很快又遭遇週末夜的藍光洗禮，和消夜的暴食摧殘，讓所有的努力前功盡棄。

社交時差會影響臟腑運作

產生社交時差的人，體內的生理時鐘究竟處在何種狀態呢？科學家試圖透過實驗加以確認。實驗對象為「沒有社交時差的晨型人」與「社交時差嚴重的夜型人」兩組，實驗人員分別在星期一和星期五，對他們進行鬍鬚採樣，觀察其毛母細胞裡的Per3生理時鐘基因，發生了哪些節律變化。

沒有社交時差的晨型人，平常日和星期假日的就寢及起床時間幾乎相同，所以科學家預測，無論是星期五還是星期一，他們的生理時鐘基因Per3的活動節律應該都呈現相同模式，實驗結果也證實了這一假說的預測（第169頁 圖6 ）。

那麼，社交時差嚴重的夜型人又是什麼狀況呢？這些人平常日與休假日的就寢及起床時間大不同，所以研究人員預測，從星期一取樣的鬍鬚，應該會看到生理時鐘基因反映出假日作息節律延遲；而從星期五取樣的鬍鬚，則會看到生理時鐘基因反映出平常日作息節律提前。

但出乎意料的是，科學家並未看到星期一和星期五取樣的鬍鬚，在生理時鐘基因的表現上有太大的節律差異，反倒是兩者的節律振幅都變小了。節律振幅變小，意味著生理時鐘基因的運作缺乏弛張力度。

科學家推測，這是因為星期一和星期五的生理節律出現差異，身體為了消弭差異而各自分頭運作，卻導致生理節律的振幅變小，呈現平緩的波型，顯得有氣無力。

社交時差嚴重的人，不只生理時鐘會變慢，推動生理時鐘運作的遺傳基因也會失去弛張有力的節律。科學家因此合理推論，這會連帶導致體內臟腑的活動也失去弛張的力度。

透過這項實驗可知，改變平常日與休假日的就寢和起床時間，會擾亂生理時鐘，而且嚴重程度遠超乎我們的想像。

誰都想趁著週末假日賴在家裡好好補眠，但是為了生理時鐘的規律運作著想，**即使星期六睡得再晚，星期天早上也要像平常日一樣早起**，好好吃頓早餐，曬曬早晨的太陽；擔心沒睡飽的話，不妨利用午間小睡片刻，這麼做有助於穩定生理時鐘的規律。

彈性調整上班時段，可解決輪班時差

社交時差的發生，主要是夜型化生活習慣逐日加深，導致與大社會的作息脫節，然而除此之外，還有很多可能的因素。

最典型的就是輪班制工作造成的「輪班時差」。舉凡醫療照護從業人員、生產製造業、軍警及服務業等，許多業種都有輪班制工作的需求。

輪班的模式也十分多樣化，像是一天值班八小時的三班制，每隔兩天輪替三回；或

圖6 社交時差
會擾亂生理時鐘基因的節律

生理時鐘基因的節律假說①，以及鬍鬚採樣實驗②。沒有社交時差的晨型人，實驗結果與假說相符合，並沒有出現星期一和星期五的差異。

但是社交時差嚴重的夜型人，不只是兩天的採樣結果顯現差異，生理節律的振幅也偏小，呈現平緩波形。

①

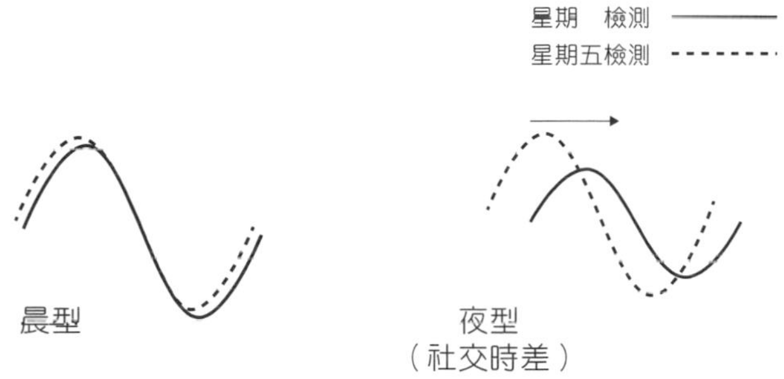

②

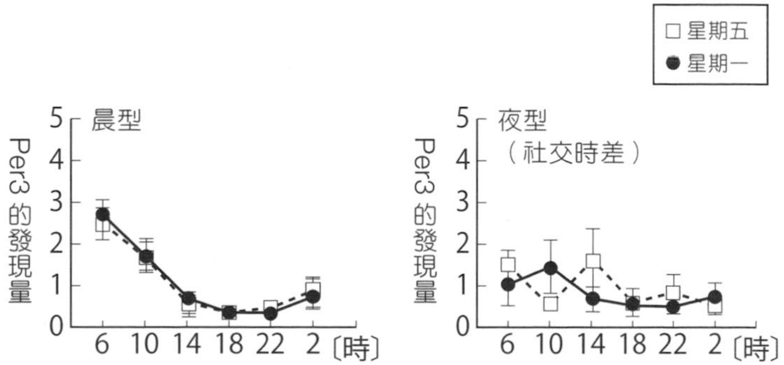

是各十二小時的日、夜班輪班制，每隔一星期輪替一次。

像這樣，每更動一次勤務時間，我們都必須配合光照的刺激，調節中央時鐘，使其加快或變慢。但是生理時鐘的校準幅度以二到三小時為限，如果變動太大，超過這個限度，身體會應變不及而出現「時差症候群」。

想解決「輪班時差」，還有一個彈性做法，就是**配合員工的晝夜節律，調整個人的勤務時間**。例如，某企業對全體員工等比例實施「早班」、「中班」、「晚班」三種出勤時間模式。晨型人以「早班」、「中班」2：1的比例輪班，夜型人則以「中班」、「晚班」1：2的比例輪班。結果是，晨型員工和夜型員工的整體睡眠時間都增多了，睡眠品質也得以提升，員工的幸福感和滿意度都加分，職場氣氛變得更為融洽。

面對社交時差，僅憑個人努力，所能做的很有限。我認為，配合員工的晝夜節律，設計出勤模式，會是值得推廣的職場利多。

年齡和性別都會影響時差

生理時鐘會因為生活習慣改變，而在「晨型」或「夜型」之間遊走，年齡與性別也是影響生理時鐘的因素。普遍來說，年輕人多屬於夜型人，上了年紀以後，逐漸轉變為晨型人。不同年代的人之間往往會出現「代溝」（generation gap），年長者和年輕人之間也不可避免地出現了「世代時差」（generation jet lag）的代溝。

企業通常都選在早上開會，能夠在晨會上掌握話語權的，都是企業的上位者，也就是晨型作息的長輩。如果把會議時間改在傍晚舉行，可以消弭上位者和年輕員工之間的世代時差，活絡會議討論氣氛，帶來更大的參與感。無論從事哪一行業，找出最容易均衡發揮工作效率的時段，將其設定為自己的「基本工時」（core time），是強化生產力的要訣。

此外，家庭生活也可能會面臨時差問題。年輕時，男性和女性的生理時鐘並沒有太大差異。但是上了年紀後，相對於男性自然會朝向晨型化發展，女性的晨型化傾向就不明顯。

內閣府的統計資料也顯示，多數女性承擔大半的家務工作，晚餐後的收拾整理與第二天的早餐備料等，都讓女性不得不忙到深夜。這樣的習慣導致生理時鐘夜型化，可能因此阻礙女性往晨型化發展。

這麼一來，年長的夫婦雖然同在一個屋簷下生活，卻會發生作息不同調的時差。我就經常聽聞這樣的時差情節：老公天剛亮就起床，出門打高爾夫球，晚上才八點就已發睏，早早上床睡覺；妻子在家忙家務、參加地方性活動，晚上八點以後，好不容易有了喘息的個人時間，可以安心坐下來看個電視，等到就寢時已是深更半夜；不多久，老公照例在清晨四點鐘起床，此時老婆還睡得正香。

這樣的時差，讓夫妻倆想要一同享受休閒娛樂都不容易，就連碰面說話的機會也很難得，成了讓人笑不出來的時差笑話。

家庭成員之間的時差或許和健康問題沒有直接關係，但是伴侶之間的作息難以同步，是否會減損人生的幸福感與滿足感，頗值得關注。

3 時差疲勞對睡眠和健康的莫大影響

多數人白天都昏昏欲睡

社交時差的不良影響，首先會表現在睡眠失調症狀上。瞌睡連連的時候，正好是社會的活動時間或輪班的工作時間，導致自己老是在不該睡的時候昏昏欲睡。

睡眠時間不足、睡眠品質低落、缺乏熟睡感、睡再多也無法消除疲勞、白天昏沉，上述這些情況，會讓專注力、判斷力、意志力、記憶力都落入低谷，最容易導致失誤不斷、發生意外。

日本人睡眠時間短，在全世界排得上名次。根據「經濟合作暨發展組織」（OECD）二〇一八年的調查，日本是其三十三個成員國當中睡眠時間最短的國家，只有七小時二十二分鐘。比起所有會員國的平均睡眠時間八小時二十七分，足足短少了一小時以上。

其他的調查結果同樣顯示，日本人的睡眠時間偏短。根據厚生勞動省「令和元年國民健康・營養調查」，大多數二十歲以上的日本國民，睡眠時間都在「六小時以上、不滿七小時」區間，分別各占男、女總人口的三成以上。更叫人驚訝的是，比上述睡眠時間還少的「短時間睡眠者」（「五小時以上、不滿六小時」和「不滿五小時」者合計），男性多達三七・五％，女性多達四〇・六％。如果以性別、年齡區分，男性三〇至五〇歲世代、女性四〇至五〇歲世代，有近一半的人口是短時間睡眠者。

針對睡眠品質的調查結果顯示，回答「白天發睏」的人，廣泛分布在二〇至五〇歲世代的男、女性，且占比人數最多。這是因為夜間睡眠不足，白天就容易感到疲累昏沉。

至於妨礙睡眠的原因，三〇至四〇歲世代男性，回答「工作」的人最多；三〇歲世代女性則以「育兒」的人最多；二〇歲世代不分男女性別，都以回答「睡前使用手機、傳訊息、打線上遊戲欲罷不能」者最多。

生理時鐘一打亂，睡眠品質大減半

因為種種原因擾人清夢，都可能導致「睡眠障礙」。其中包括輾轉反側無法入眠的「入眠障礙」、睡睡醒醒的「中途夜醒」、太早醒來就無法再入睡的「過早清醒」、總是缺乏熟睡感的「熟睡障礙」等，還可能伴隨白天困乏嗜睡、缺乏幹勁、專注力低下、沒食慾等身心失調症狀。

睡眠障礙可能是來自精神壓力、疼痛、憂鬱、藥物副作用的影響等各種因素，生理時鐘紊亂也是起因之一。

生理時鐘一旦紊亂，褪黑激素荷爾蒙的分泌也會跟著錯亂。褪黑激素是由大腦的松果體分泌，而松果體完全聽命於中央時鐘的上視神經交叉核指揮。睡眠・清醒的節律是由中央時鐘掌控，正常情況下，褪黑激素在夜間分泌旺盛，令人產生睡意；早晨分泌減少，人便悠悠轉醒。

目前已知，褪黑激素的分泌量會隨著人體的老化而減少，上年紀的人容易早醒，或夜半睡睡醒醒、反覆尿急跑廁所，都可能與褪黑激素減少有關。

年輕人雖然褪黑激素分泌旺盛，可如果經常在夜間暴露於強光照明，中央時鐘仍會越走越慢，褪黑激素的分泌時間也會跟著延遲。結果就是入夜後毫無睡意，隔天早上卻昏沉發睏，造成上課、上班都難以專注，無法拿出好表現。

與生理時鐘紊亂相關的睡眠障礙

與生理時鐘相關的睡眠障礙，包括「該睡的時候睡不著」、「該清醒的時候卻昏昏欲睡」。睡眠節律紊亂，一整天的作息也會跟著亂了套，我們稱之為「晝夜節律的睡眠・清醒障礙」。這種情況可能是生活習慣或社會環境引起（例如下例的❶、❷），或遺傳因素誘發（例如下例的❸），也可能是疾病與習慣等的交互作用所導致（例如下例的❹、❺）。

❶ 輪班工作引發的睡眠障礙

夜裡無眠、白天瞌睡、工作效率低落，可能出現的身體症狀包括倦怠感、食慾不振等。人體只能容忍二至三小時左右的生理時鐘相位變化，當生理時鐘的節律無法配合工作時間要求、難以跟上新的作息步調，就可能引起睡眠障礙。

❷ 睡眠相位後移症候群

「睡眠相位後移症候群」是一種因長期熬夜而導致睡意延遲的狀態。處在這種睡眠模式的人，直到接近清晨天亮時還睜大眼睛毫無睡意，待一覺醒來已經過了中午。一般來說，這樣的睡眠本身並沒有問題，但這類人的睡眠時間偏長。

「睡眠相位後移症候群」和那些只在週末晚睡晚起的社交時差不同，他們平日就習慣晚睡晚起，但這和大多數需晨間上班、上課的社會活動難以配合，導致這些人在睡眠不足的昏沉中勉強起床，而出現清醒困難、白天嗜睡、入睡困難等的失眠或過眠症狀。這些人會因趕上班、上課有困難，造成學齡期的孩子放棄學業、上班族經常性遲到，睡眠相位後移竟演變成他們融入社會的障礙。

「睡眠相位後移症候群」常見於年輕人，當中不乏Per3基因、Clock基因部分變異者。

③ 睡眠相位前移症候群

「睡眠相位前移症候群」和「睡眠相位後移症候群」正好相反，這些人一到傍晚就發睏，清晨甚至天未亮便醒來。這是一種生理時鐘越走越快的狀態，也是許多高齡者的特徵。已知這類型可能有Per2生理時鐘基因變異的家族性遺傳。

④ 非二十四小時睡眠・覺醒症候群

這是一種「睡眠和清醒時間每天會延後一小時左右」的症狀表現。由於生理時鐘並未受到晨光和早餐的重新校準，以至於越走越慢。

此症候群容易在青春期到青年期之間發生，其中不乏演變成日夜顛倒的狀態。此外，無法充分接收光線刺激的重度視覺障礙者，也可能出現相同症狀。

⑤ 不規則之睡眠・覺醒症候群

「不規則之睡眠・覺醒症候群」是一種「就寢和起床時間與白天晚上無關」的症狀表現。患者的作息沒有規律可言，因為個人作息無法配合社會活動時間，以至於晚上睡不著，白天打瞌睡，或是必須依賴午睡補眠。腦梗塞患者、長時間臥床者、與社會缺乏接觸者，也容易罹患此症。

包括「晝夜節律的睡眠・清醒障礙」在內，各種睡眠問題都可以找內科、身心科、精神科接受治療，近年來還有部分醫療院所專為睡眠障礙成立「睡眠障礙專科門診」。有睡眠相關問題的人，不妨先諮詢自己熟識的家醫科或內科醫師，也是一個便捷的辦法。

睡眠失調最常導致肥胖和憂鬱

睡眠失調對身體健康的傷害不容小覷。科學家已經證實，睡眠時間減少，抑制食慾的瘦體素也會跟著減少分泌，而刺激食慾的飢餓素卻會分泌亢進，令人食慾大增，導致肥胖、高血壓等新陳代謝症候群的風險也跟著上升，容易罹患第二型糖尿病、心肌梗塞、狹心症等生活習慣病。

睡眠障礙對精神層面的影響也很大，睡不好的人更容易落入憂鬱狀態、罹患憂鬱症。正因為如此，長期睡眠失調對身心危害極大，也會加重提前死亡的風險。

近來，各界從守護廣大勞動族群的「健康經營」觀點，展開種種改善「假性出勤」（presenteeism，又稱為「勉強出勤」）的實際行動。

所謂「假性出勤」，是指員工抱病或強忍著身體不適上班。員工的問題有可能是睡眠失調、生理時鐘紊亂造成的生活習慣病、憂鬱等，這些都會妨礙工作表現，造成工作效率低落、勞動成本損失，因此引發各界廣泛關注。

根據研究，**勞動族群強忍健康問題勉強出勤所導致的營業損失，比因病休假造成的營業損失**，以及治病耗費的醫療成本還要高。

時差會影響腸道菌，讓你變胖

最新科學研究發現，人體的腸道菌叢生態也受到宿主的生理時鐘影響。

我們的腸道養著成百上千兆的腸道菌，種類約莫千種，加總起來重達一至二公斤。

腸道菌的同類菌株各自群集，密密麻麻、毫無空隙地鋪滿了所有的腸道表面，猶如花團錦簇的花海，因此被稱為「腸道菌叢」。

腸道菌叢當中，有守護人體健康的「好菌」，也有繁衍過量就會威脅人體健康的「壞菌」，以及隨著好壞菌的優勢消長「西瓜偎大邊」的「伺機菌」。這三大類腸道菌的菌種和比例，在每個人腸道中都不一樣。

某些腸道好菌會分解糖分和膳食纖維，合成短鏈脂肪酸。這些短鏈脂肪酸可抑制脂肪細胞囤積脂肪，並增強肌肉和肝臟細胞對胰島素的感受性，提高熱量代謝效率。

腸道菌猶如「食客」一般寄居在腸道，但它們並非白吃白喝，而會以行動回饋宿主，發揮代謝熱量等各種生理作用，猶如人體的另一個器官。

腸道菌也有「晝行性」和「夜行性」的分別，活躍時辰各不相同，它們產出短鏈脂肪酸的節律和宿主的生理時鐘同步。如果宿主的生理時鐘紊亂，也會殃及腸道菌叢的生態平衡，難以充分發揮合成短鏈脂肪酸的作用，進而影響代謝熱量和預防肥胖的功能。關於這一點，可以從老鼠實驗加以說明。

觀察生理時鐘遭破壞而出現時差的老鼠，發現牠們會變胖。將這些肥胖的時差老鼠糞便移植到健康老鼠腸道內，正常老鼠也會胖起來，這說明了「宿主的時差會擾亂腸道菌叢生態」。

另一項實驗，受試者從美國前往時差八小時的以色列旅行，實驗人員將其糞便移植到實驗鼠的腸道後加以觀察。完成移植的第一天，實驗鼠體重明顯增加，但是經過兩星期以後，受試者已經習慣以色列當地的作息時間，此時接受其糞便腸道菌移植的實驗鼠，並未出現體重變化。該實驗說明了時差引起的生理時鐘紊亂，對腸道菌叢生態造成莫大影響，而一旦時差改善，腸道菌叢也會隨之恢復正常生態。

延後上課時間可提升學習表現

如今的學齡期孩子，普遍因為睡眠不足而面臨學業表現不佳、情緒不穩定等問題。美國同樣為了下一代睡眠不足的問題憂心，美國疾病管制與預防中心（Centers for Disease Control and Prevention，簡寫為CDC）就公開表示，十多歲的孩子每天需要8至10小時睡眠，但是根據問卷調查統計，回答「睡眠時間八小時三十分」的孩子只占十五%，睡眠充足的孩子根本是少數。

在西雅圖有某學區，專注於改善學齡孩子的睡眠不足問題，從二〇一六年的秋季開始，將高中生的上課時間從原來的早晨七點五十分，延後至八點四十五分。他們以兩所高中的學生為觀察對象，讓學生配戴手腕型活動感應器，記錄學生就寢和起床時間。結果發現，學生的睡眠時間平均多了一小時三十四分鐘，學業成績的中間值則比前一年的班級上升了四．五%。專家因而合理推論，學生因為睡眠時間增多，專注力提升，學習成績也因此進步。

有了成功的前例，加州通過法案決議，自二〇一九年十月起，公立中學的上課時間不得早於早上八點，公立高中的上課時間不得早於早上八點半。

這個真實範例告訴我們，現代人想要確保足夠的睡眠時間著實不易，必須從社會制度和體制的建構積極介入，方能自根本解決問題。

4 少睡多讀成績不會好，作息規律才是正解

從生理時鐘看學業成績低落的原因

夜型化作息和社交時差問題之所以越演越烈，和現代人夜間大量使用智慧型手機、電腦、電視等3C產品大有關係。

學者研究發現，兒童使用3C的時間越長，引發「肥胖」、「學業成績不佳」、「討厭讀書」等連帶效應的比例也會變高。這個結果和「不吃早餐的習慣」後果是一樣的。不吃早餐會促進作息夜型化，並且改變飲食和睡眠的規律性。

那麼，「晝夜節律」、「社交時差」、「進食時間的規律性」、「睡眠時間的規律性」、「使用3C螢幕時間多寡」等因素當中，哪一項與孩子的主動學習意願、學業成績表現最相關呢？研究人員以小學四年級至高中三年級學生（合計共九千兩百七十人）為對

象，進行問卷調查，分析結果請見下一節揭曉。

作息越規律，學業成績越好

調查結果顯示，在過去一星期當中，吃早餐天數越多的孩子、睡眠和進食時間越規律的孩子，以及睡前使用3C螢幕時間越少的孩子，主動學習的意願越高，學業表現也更好。

觀察睡眠時間規律有序的孩子，可以發現他們有一些共同的優點，比方說精神狀況良好、能夠為自己訂定目標、勤懇踏實、心性平和、情緒穩定。而飲食規律的孩子也有同樣的特質，除了心理狀態良好、勤懇踏實之外，團隊合作的協調性也比較強。

相反地，飲食缺乏規律的孩子韌性差，不願按部就班；睡眠不定時的孩子則是很容易疲累，抗壓性差，精神狀態不穩定。

睡前使用3C產品時間短的孩子，少有疲勞感或壓力，態度積極，能維持整天的情緒平穩。

接下來是統計那些主動學習力強、學業成績優秀的孩子，有哪些共同的生活習慣。結果發現，這些孩子的睡眠時間有長有短，所以睡眠時間多寡並非絕對相關，但是他們都有「睡眠和進食時間規律」、「睡前使用3C螢幕時間短」的共通點。

也就是說，**學習意願與學業成績表現，不是來自考前的臨時抱佛腳，而是每天規律作息的良好生活習慣**。

研究觀察也發現，夜型化日漸加深的孩子，學習意願與學業成績表現也有每況愈下的傾向。

單純就本次研究的結論來說，「睡眠及飲食的規律性」、「夜間使用3C螢幕的時間」是影響學習意願與學業成績表現的兩大重要因素。起居有時、夜間使用3C螢幕時間短，對於減輕夜型化作息和時差的持續加劇都略有助益。

包含遺傳因素在內的晝夜節律，以及加重時差的工作型態等環境因素，都會擾亂生理時鐘運作。但是上述實驗告訴我們，「建立規律有序的生活作息」仍然有助於克服社交時差問題。

5 調整生理時鐘，自己的睡眠自己救

穩定生理時鐘的要領

晨型人的生活型態更有利於身心健康，但如果晨型人某些擾亂生理時鐘的習慣遲遲不改，終究會向作息夜型化靠攏。反過來說，已經出現社交時差的夜型人，倘若逐一改善生活習慣，仍然能夠弭平時差的困擾。

以下是穩定生理時鐘節律的六大要領。

❶ 由「晨光」和「早餐」開啟一天序幕

一日之計在於晨，早晨的好習慣就是起床曬太陽。即使人在屋內，也要盡量待在窗邊明亮處十到二十分鐘，如果是陽光微弱的陰天，待在窗邊的時間還必須延長。習慣天未亮就起床的人，也應該在太陽出來後曬曬陽光。

總之，早晨起床後，宜長時間待在自然光照下活動，倘若是在電燈的人工照明環境中，或是吃過早餐後又睡回籠覺，這樣是無法為生理時鐘建立良好晝夜節律的。

至於**吃早餐的時間，最好在起床後1小時內進食，再遲也不要晚過2小時。**

❷ 白天保持身心活躍，可促進褪黑激素分泌

白天勤勞動，可促進褪黑激素在夜晚大量分泌。特別是高齡者的褪黑激素容易分泌不足，因此有必要增加白天的活動量。

分泌足夠的褪黑激素，以及擁有適度的疲勞感，都有很好的夜間助眠效果。

❸ 午間小睡十五至三十分鐘，有助於提升生活品質

午餐飯後，最令人感到昏昏欲睡，尤其是吃下消化快速的碳水化合物，睡魔就找上門了。

白米飯、白麵條等高醣類的碳水化合物，會使血糖飆升。但血糖飆得快也跌得快，一上一下的血糖震盪，容易出現血糖暫時性不足的疲勞昏倦現象。

此外，沒吃早餐的人，吃過中餐後的血糖值飆升更高，引起瞌睡連連。社交時差嚴

重、慢性睡眠不足，也都會影響白天的清醒程度，使人感到昏沉。

睡午覺時間以十五至三十分鐘為宜，既不影響夜間的睡眠品質，還有提神醒腦、降低死亡風險的好處。

❹ 酒精利尿，宜在傍晚前飲用

入夜後飲用利尿飲品，在夜間必須經常起床小解，頻尿會干擾睡眠。習慣小酌或喝茶的人，可以在傍晚前享用，降低利尿飲品對生理時鐘的影響。至於晚上不易入眠的人，睡前4小時就應禁絕所有酒精和含咖啡因飲料。

夜間運動也會延遲生理時鐘（請見第五章詳述），建議最好在傍晚就結束運動。

❺ 晚餐簡單吃，避免吃消夜

晚上太晚進食，會讓肝臟等臟腑的周邊時鐘變慢，所以晚餐要盡可能早點吃。如果因為工作等因素不得不晚吃，最好在傍晚先吃完米飯、麵類等主食，晚一點回到家以後再享用配菜。

❻ 夜間使用智慧型手機要注意螢幕亮度

夜間照明會延遲生理時鐘的節律。夜晚接觸智慧型手機等３Ｃ螢幕的強光，最好以一小時為限。晚上使用３Ｃ超過三小時，直到睡前還盯著３Ｃ螢幕，是最要不得的習慣。

睡眠當中也要避免亮光照射。上年紀的人容易夜尿，晚上頻頻起床，強光照明在此時直接進入眼睛，就容易干擾睡眠，讓人如廁後久久無法再入睡。建議在腳邊放置夜燈，既能夠顧及起床時的動線安全，又不會干擾睡眠，可說是兩全其美的辦法。

夜間過多的人工照明會讓生理時鐘越走越慢，而且夜越深，人工光照的影響力就越強。

即使是照度為一〇〇至二〇〇勒克斯的家庭照明，長時間照射也會擾亂生理時鐘。入夜後的燈光照明，應盡量選擇刺激性較小的橙色光。

提早入睡，能減少「睡眠負債」

睡眠不足的狀態如果日積月累不見改善，想要減輕睡眠負債談何容易。很多人想解決平日的睡眠負債，方法就是利用休假日補眠，把週間少睡的時數「睡回來」，卻因此拉大了平日和休假日的時差，反而更加擾亂生理時鐘。也就是說，「睡眠負債」無法用「一次還清」的方式抵銷。

那麼，**睡眠負債要怎麼還呢？理想的做法是「分期攤還」，每天努力多睡一點，慢慢地「睡回來」**。一般而言，要改變起床時間比較不容易，所以從入眠時間著手，提早30分鐘入眠，習慣以後再提前到1小時左右，逐漸朝「攤還睡眠負債」的方向進步。

早晨遛狗讓我養成規律作息

生理時鐘會受到光照和飲食的刺激加快或變慢。偶爾熬夜或通宵未合眼，還不至於搞得生理時鐘大亂，只是第二天人會比較睏，想早點睡，第三天即可恢復平常的作息規律。生理時鐘不是那麼容易被打亂，這也就意味著一旦被打亂，也不是那麼容易重回正軌。

每天早上曬曬太陽、認真吃早餐，大約可以校準生理時鐘15至30分鐘的程度。日復一日，持之以恆地每天調一點，讓生理時鐘回歸理想的作息型態，這是重點所在。

生理時鐘在活動與休息、睡眠與清醒的大範圍之內運作，不至於因為某個突如其來的刺激而發生驟然加快或拖慢的劇變，否則我們豈不是動輒深陷奪命危機。生理時鐘並非隨便按個開關就可以改變，將它想像成是一只機械錶，必須每天一早校對時間、上發條，會更為貼近事實，而且這是必須一輩子慎重其事、堅持為之的習慣。

我因為研究工作需要，有時被迫過著十分不規律的生活，我認為自己之所以還能夠保有生理時鐘的規律有序，要歸功於每天早晨的習慣。

我家曾經養狗十五年，這期間，我負責每天早晨遛狗，太太負責傍晚遛狗。與毛小孩散步不僅樂趣無窮，也是我每天校準生理時鐘的大好時機，協助我履行絕佳的自我健康管理。每天臨近散步時間，愛犬就開始迫不及待地躁動起來，散步回家後，我會給牠一點食物，養成毛小孩固定的作息規律。

在愛犬過世後，我們改為夫妻一起散步，在地勢高低起伏的路徑上大約走個40分鐘左右。冬天的早晨，走著走著還能一邊觀看朝陽升起，夏天則正好趁涼快的清晨走路運動。數十年來，無論任何季節，我始終維持大清早見太陽，輕鬆活動肢體，然後吃早餐的習慣，不去為難自己的生理時鐘。

我受邀在市民講座擔任主講時，總會教導台下民眾何謂「友善生理時鐘的作息」，應該在幾點鐘從事哪些活動。不過這充其量只是個大原則，僅僅關注單一日的作息，效用不大，養成長期的習慣，才會見到成果。

一旦養成作息有序的好習慣，即使一星期當中有那麼一個晚上熬夜、偶爾少吃一頓早餐，或是難得晚上破例吃大餐，並不至於對生理時鐘造成翻天覆地的影響。這些豐富生活的小插曲，有助於提升我們對人生的滿意度，生理時鐘也都可以寬大包容的。

Column

早上接種疫苗效果較好

為了預防流行性感冒或是新冠肺炎，不少人選擇接種疫苗。流感疫苗注射的是去毒化的病毒，藉此刺激免疫T細胞產生反應，當人體再次感染相同病毒株時，就能夠迅速應對，預防流感發病或是重症化。

至於市面上主要的幾種新冠疫苗，並非使用去毒化病毒，而是注射信使核糖核酸（mRNA），藉此教導身體細胞複製新冠病毒表面的刺突蛋白，進而產生抗體。日後接觸到真正的病毒時，免疫系統能夠加以識別，並採取防禦措施。

不同的疫苗採用的手段雖然不盡相同，但基本原理相去不遠，都是刺激免疫T細胞啟動免疫力。

疫苗巧妙利用人體的免疫機制，發揮預防疾病的功效；而人體的免疫系統其實受制於生理時鐘的影響，釐清兩者的互動關係，可以協助我們找出增強疫苗功效的理想接種時段。

研究實驗以二百七十六位六十五歲以上長者為對象，分為兩組，在不同時段接受疫苗注射。第一組的接種時間為上午（9至11點），第二組在下午（15至17點）。一個月後調查受試者體內的抗體多寡，抗體越多，表示攻擊病毒的力道越強。結果發現，上午接種的第一組，產生大量抗體，數量更勝第二組。

研究人員認為，人體的自律神經系統在上午時段以交感神經占優勢，淋巴節裡集結了高濃度的免疫T細胞和免疫B細胞。這時候接種疫苗，大量免疫細胞能辨識到「病原體」，可以製造更多抗體來對付外敵。

我們都知道睡眠不足時，應避免接種疫苗。這是因為睡眠時間少，人體分泌較多的壓力荷爾蒙可體松（又稱皮質醇），可體松會抑制身體的免疫功能。所以在接種疫苗之前，宜調整好作息規律，選擇在上午接受施打，能發揮更大的效益。

第 5 章

了解時間運動學，燃脂瘦身更輕鬆

1 夜間運動會延後生理時鐘

夜間劇烈運動會使生活夜型化

「為了解決運動不足問題，我都騎腳踏車上下班，一趟得騎七公里。」

「遠距上班以後，我吃完早餐都會出門走走路。」

健康意識日漸抬頭，在人人談養生的社會風氣之下，越來越多人把運動當成每天的生活習慣。遛狗也好，上街買東西也好，刻意讓自己多走一點路，或是以爬樓梯取代搭電梯，盡量找機會活動肢體。

特別是這幾年，民眾被新冠肺炎疫情困在家中，解封後，許多人為了彌補先前的運動不足，開始從事健走、慢跑、肌力訓練。笹川運動財團（公益財団法人笹川スポーツ財団）早在三十年前，就關注國民的運動風氣，並持續追蹤調查；根據其調查結果，每週運動一次的人口，在一九九二年是二三・七%，二〇二〇年來到史上最高的五九・五%，足足是過去的兩倍半；每週從事兩次、每次三十分鐘稍微高強度運動的人，也從六・六%，成長到二十二・一%的歷史最高點。

這些運動人口當中，不乏白天必須工作，無暇從事運動，一直忙到入夜後下了班，才利用八、九點以後的私人時間鍛鍊身體。然而，利用下班回程進行跑步運動，或是上健身房鍛鍊肌肉等，都屬於夜間的劇烈運動，容易干擾生理時鐘越走越慢，不可不慎。特別是自律甚嚴的完美主義者，倘若在體育鍛鍊上要求太過，還會刺激壓力荷爾蒙可體松，以及興奮交感神經的正腎上腺素大量分泌，導致生理時鐘夜型化。

為了維持生理時鐘的穩定運作，我並不鼓勵夜間運動，尤其是加重身心壓力的劇烈運動，還是避免為宜。

運動可強化生理時鐘的運作功能

科學家已經證實，運動也如同「光照」和「進食」，能夠調節生理時鐘加快或變慢。甚至有研究報告指出，運動會影響位在大腦上視神經交叉核的中央時鐘。不過，運動對生理時鐘最主要的影響，其實是作用在肺臟及骨骼肌的周邊時鐘。

肺臟是供應人體氧氣並排出二氧化碳的重要器官。骨骼肌屬於可受意識控制的「隨意肌」，和心臟等內臟的「不隨意肌」並不相同。骨骼肌是人體維持姿勢、活動肢體時運用的肌肉。無論是肺臟還是骨骼肌的功能，都可藉由運動加以強化。

從多個動物（小鼠）實驗和人體實驗可知，「中午前的運動令生理時鐘加快，夜間的運動令生理時鐘變慢」。為了不讓生理時鐘朝夜型化作息發展，入夜後最好不要從事運動，無論是跑步、重訓、踩腳踏車都應避免。

「時間運動學」是一門研究運動與生理時鐘相關性的學問。這門學問不只探討「運動如何影響生理時鐘」，也為我們釐清「何時運動能對身體產生最佳效益」。

傳統的運動指導，包括厚生勞動省為維持及增進民眾健康而發表的《強身健體活動基準》（健康づくりのための身体活動基準）在內，都強調「運動量」和「運動持續時間」的重要性，卻未提及「何時運動」效益最佳。

運動是預防和改善肥胖、高血壓、糖尿病、新陳代謝症候群等生活習慣病的重要手段，如今的「時間運動學」在過去注重「運動量」和「運動持續時間」的基礎條件上，又多了「運動時機」的科學觀點，能將強身健體的實質效用發揮到更極致。

2 有效甩掉體脂肪的運動時機

提升體溫可加速燃燒內臟脂肪

肥胖可粗略分為「皮下脂肪型肥胖」與「內臟脂肪型肥胖」兩大類。皮下脂肪是附著在皮膚下的脂肪層，內臟脂肪則是填充在內臟間隙的脂肪組織，而內臟脂肪型肥胖正是引發新陳代謝症候群的主要原因。

相對而言，內臟脂肪的特性是「來得快也去得快」。只要攝取過量碳水化合物等熱量，就很容易囤積內臟脂肪，但如果勤運動消耗熱量，內臟脂肪會比皮下脂肪消得快。

運動燃燒脂肪的作用原理是這樣的：

首先，運動必須收縮肌肉，而肌肉收縮勢必消耗能量，這些能量來自肝臟或肌肉中儲存的肝醣；燃燒肝醣可供應肌肉活動所需能量。然而肝醣的儲存量有限，無法長時間支持肌肉活動，所以接下來必須燃燒內臟脂肪等體脂肪。體脂肪經過脂肪酶分解後，成為游離脂肪酸，隨著血液循環分送到全身的肌肉組織，作為肌肉活動的能量。

脂肪酶分解體脂肪的效率，受到兩大因素影響，一是血液中的兒茶酚胺荷爾蒙，它能促進脂肪酶分解體脂肪；二是體溫，體溫升高有助於加速脂肪酶分解體脂肪。運動會使身體發熱，加速體脂肪燃燒。跑步等有氧運動在過程中會持續燃燒氧氣，運動後，身體仍處在持續燃脂的狀態，可養成易瘦體質。

傍晚運動減脂效率高

講到這裡，就輪到「時間運動學」出場了。

為了找出燃燒體脂肪最有效率的時間，我們以十四名年輕的健康男性為實驗觀察對象。

實驗人員將受試者分為兩組，一組在早晨從事六十分鐘的耐力運動，另一組則是在傍晚從事相同的運動。兩組都在運動的三小時之前吃同樣的餐點，以便在相同的條件控制下進行比較。

每一名受試者在運動前、運動一結束後，以及運動後兩小時，分別接受抽血檢驗，結果發現，可促進體脂肪分解的兒茶酚胺在運動後濃度上升，而且運動後兩小時，血液中的游離脂肪酸（被分解的脂肪型態）增多，並伴隨中性脂肪濃度下降。這些運動後的燃脂現象都以傍晚運動組更為明顯，也就是說，傍晚運動比早晨運動更容易燃燒體脂肪。

我們可以合理推論，人體的交感神經有提升活動力的作用，而交感神經在傍晚的活性比早晨來得高，所以人在傍晚的體溫高，分解體脂肪的脂肪酶作用也更強，傍晚運動的燃脂效率會更好。

入夜後從事運動，會延緩生理時鐘，但是傍晚運動，則可收到良好的保健瘦身功效。

推薦有點喘的健走運動

想要燃燒內臟脂肪，應選擇「有氧運動」，也就是活動的同時仍保持正常呼吸（不閉氣）的運動，例如健走、慢跑、登山、騎自行車、游泳等。

過去認為，運動必須持續二十分鐘以上，才會開始燃燒體脂肪，不過現在的研究已經修正為「一天一次三十分鐘的運動」，即使拆分為「一天三次、一次十分鐘」進行，同樣也有效果。

運動的強度以「稍微有點喘」為宜，大約是「能夠一面運動一面和人說話」的程度。劇烈運動的時間不宜長，運動強度中等即可。

早餐前運動有助於燃脂，但要注意安全

傍晚運動的燃脂效果好，在這段時間無暇運動的人，仍然可以把握晚間七點以前的時限，在此之前動起來，對生理時鐘的影響會比較小。晚間七點前，大約是下班回家的途中，通勤的人可以選擇提前一站下車，多走一點路回家。

此外，有報告指出，早餐前運動也有快速燃脂的作用。一般來說，人體一開始運動時，燃燒的是肝醣，接下來才是體脂肪。早餐前運動，儲存在肝臟和肌肉裡的肝醣很快

會枯竭，而立即切換到燃燒體脂肪模式。無法在傍晚運動的人，或許可以考慮在早餐前運動。

但必須注意的是，早餐前，倘若血液中溶出的脂肪酸濃度高，發生心臟衰竭的風險也會升高，因此想在早餐前運動的人，切記要補充水分，並且避免運動時間過長。

3 鍛鍊肌肉的最佳時間

早上運動能預防肌少症，傍晚運動能讓肌肉強健有力

想要達到燃脂瘦身的效果，除了增加運動量之外，長肌肉也很重要。肌肉是燃燒脂肪的引擎，肌肉越發達，燃燒體脂肪的效率越高。

人體運動主要來自骨骼肌的收縮。骨骼肌每天重複著增肌的「合成」與減肌的「分解」過程，當「合成」與「分解」達到平衡，人體就得以維持肌肉量，倘若「分解量」高於「合成量」，肌肉會流失；「合成量」若是多過「分解量」，就會長肌肉。

肌肉容易隨著年齡流失，平日養成運動習慣，飲食確實攝取蛋白質，不僅能夠預防肌肉流失，還可以長肌肉。

骨骼肌反覆進行合成與分解的節律，也是受到生理時鐘操控，形成「白天活動期間

合成肌肉，夜晚非活動期間分解肌肉」的規律性。配合生理時鐘的節律特性鍛鍊肌肉，增肌的效率可望事半功倍。也就是說，在人體白天的活動期從事肌肉鍛鍊，長肌肉的效果更好。

如果要再細分白天活動期的哪個時段最有利於長肌肉，許多研究結論都指出：以「長肌肉」為目的的肌肉鍛鍊，選在一天當中體溫和代謝率最高的傍晚為宜；而如果是以「預防肌肉流失」為目的的肌肉鍛鍊，則選在早晨為佳。

所以說，**想把肌肉練得生猛有力，就選在傍晚運動；想預防上年紀的肌少症，就選在早晨運動。**

想要長肌肉，早上多吃蛋白質

想要長肌肉，除了靠運動鍛鍊，還必須供應長肌肉的足夠材料，也就是蛋白質。

有項以年輕人為對象的研究，想釐清運動和蛋白質攝取的相關性。實驗人員將受試者分為兩組，第一組的一日三餐蛋白質攝取量，完全比照一般人日常飲食的分配比例

（早餐0.33公克、中餐0.5公克、晚餐0.8公克／每公斤體重）；另一組的早餐蛋白質分配比例則刻意控制在較少量（早餐0.1公克、中餐0.5公克、晚餐0.8公克／每公斤體重）。兩組的肌肉鍛鍊時間同樣都是每週三次，選在早上和午後的較早時段。結果得知，早上攝取較多蛋白質的第一組長出更多肌肉。結論是，**想要長肌肉，早上要多吃蛋白質，並且在體溫及代謝率都比較高的傍晚進行肌肉鍛鍊**。

不過大家可別誤會了，以為只要先吃蛋白質再運動，就可以達到增肌效果，因為這其中還牽涉「時間因素」。由於夜晚是人類的非活動期，屬於肌肉的分解時段，而並非合成時段，所以如果**在傍晚攝取蛋白質，夜晚進行重量訓練，並無法發揮增肌效果**。

④ 血壓高的人，傍晚運動比較安全

傍晚運動可以降血壓

研究人員以平日有運動習慣的兩千五百人為對象，根據他們的作息特性，區分為晨型人和夜型人。晨型人和夜型人的活動量在強度及時段上都有不同，研究人員觀察實驗對象的表現，從中找出不同晝夜節律者的運動與高血壓相關性（參照第214頁圖7）。從結果可知，一整天的活動量較多者，容易成為晨型人，血壓表現穩定，BMI也比較低，這一結果和過去已知的其他研究結論相吻合。

有趣的是，分析受試者的運動時段發現，血壓平穩的人習慣在傍晚運動。

這個結果可以從時間運動學的角度加以解釋。就如同前面提到，傍晚是一天當中體溫和代謝效率最高的時段，此時運動的燃脂效果最佳。傍晚運動有助於降低中性脂肪，並且提升好的膽固醇（HDL，高密度脂蛋白膽固醇）。

高血壓往往伴隨肥胖、脂質代謝異常、糖尿病等健康問題，當這些問題獲得改善，血壓也會隨之趨於正常。最近出爐的複合式運動研究也指出，男性在傍晚運動有助於降低收縮壓。

所以說，想預防及改善高血壓，傍晚運動同樣是比較有利的選擇。

若是配合時間營養學來看，**午餐攝取富含鉀鹽的蔬菜，幫助身體代謝鈉鹽，然後在傍晚運動，對預防高血壓會更有效**。

節奏規律的運動能安撫緊張的交感神經

血壓變化和人體自律神經系統的活動無法切割。

自律神經系統中，提升人體活動力的交感神經如果居於主導優勢，就會引發血管收縮，刺激血壓上升。相反地，當身心放鬆，副交感神經居於主導優勢，血管會擴張，而使血壓下降。

圖7 晨型人、夜型人在不同時段之身體活動量及血壓的相關性

以平日有運動習慣的兩千五百人為對象，根據其作息特性分為晨型人和夜型人，觀察不同晝夜節律者之運動與高血壓的相關性，得知傍晚運動可以預防高血壓。

國際衛生組織身體活動量表（IPAQ）

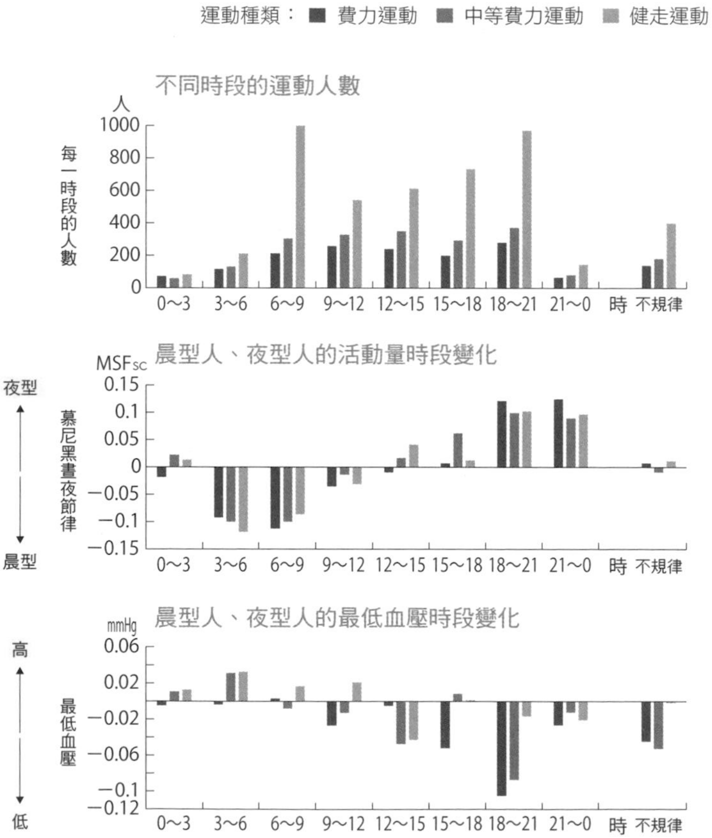

運動看似會刺激血壓上升，不過這只是短暫的現象。如果從事健走等運動，注入肌肉的血流增多，血管跟著擴張，緩和了交感神經的緊張程度，反而會降低血壓，所以運動之後血壓不升反降。

健走之所以被認為是值得推廣的理想運動，不僅僅是因為它比較溫和，還因為它是雙腿有節奏的交互刺激。規律的節奏感能緩和身體的緊張壓力，引導神經系統進入交感與副交感神經平衡的良好狀態。

科學研究也證實，運動能降低人體內刺激血管收縮、血壓上升的生化物質濃度，所以對高血壓的人來說，從事運動是值得鼓勵的好習慣。

5 動起來，降低血糖值，預防糖尿病

運動可提升細胞對胰島素的敏感度

血糖值是指「血液中的葡萄糖濃度」。米飯或麵包等碳水化合物，被身體消化吸收後成為葡萄糖，進入血液中，所以飯後的血糖值會升高。血糖值一升高，胰腺就會分泌胰島素，將葡萄糖從血液帶入全身細胞，成為細胞活動的能量。

運動時的肌肉伸縮動作，會刺激細胞膜表面用來輸送葡萄糖的蛋白質[29]變多，協助胰島素更容易將血糖帶入細胞，當血糖順利送進細胞，血糖值也會隨之降下來。

研究人員建議，想要預防糖尿病，可以把握飯後約一小時的時間，趁著血糖即將進入肌肉細胞之際，趕緊運動，藉以增加肌肉的血流量，促進胰島素功能，幫助血糖平穩降下來。

在胰島素效率不彰的傍晚時分活動肌肉

然而，並非每個人都能夠利用飯後一小時的時間運動，因此時間運動學建議，不妨把握傍晚的時間運動。胰島素的活性受到生理時鐘操控，早上的活性最好，越晚活性越差，在胰島素活性降低的傍晚運動肌肉，可以強化胰島素的作用。

下午四、五點鐘吃晚餐的人，飯後不妨來個輕鬆的運動。至於晚上7點以後才吃晚餐的人，如果飯後運動，會影響到生理時鐘，造成作息夜型化，所以只能在晚餐前先運動。

無論如何，重點在於要養成運動習慣，一旦習慣了在固定時間運動，胰島素即使分泌不多，肌肉細胞仍然能夠有效率地汲取葡萄糖作為能量。

以糖尿病患為對象的研究，也證實傍晚運動可以改善高血糖。

研究人員以男性的第二型糖尿病患為觀察對象，讓他們每週三次從事高強度的核心

29 譯註：glucose transporter, GLUT，葡萄糖轉運蛋白。

肌群運動，一組在早上鍛鍊，一組在傍晚鍛鍊。比較兩組的運動結果可知，傍晚運動的第二組，血糖值明顯降低，由此證明，想控制第二型糖尿病的血糖值，選在傍晚運動效果好。

至於第一型糖尿病，致病原因是製造胰島素的胰腺B細胞功能障礙，必須依賴胰島素注射，來維持血糖平穩。也因為注射胰島素，入夜後容易血糖偏低。研究人員發現，這類型糖尿病患在早上運動，可預防入夜的低血糖。

我們以上述研究為基礎，找來十位年輕的健康男性，想釐清何時運動降血糖的效果最佳。受試者每星期進行三次中強度運動，每次兩小時，一組從早上九點開始運動，一組從下午四點開始運動，結果傍晚運動組的血糖上升更為平穩，用來促進胰島素分泌進而控制血糖值的腸泌素濃度也更容易升高。由此可證，平常人在傍晚運動，同樣也是平穩血糖的效果最佳，有預防糖尿病的功效。

6 存骨本才能顧老本

抗骨鬆，就要動

日本國民罹患骨質疏鬆症的人口眾多，女性高達九百八十萬人，男性也有三百萬人。一般普遍知道女性容易罹患骨質疏鬆症，尤其是停經後的更年期女性，因為女性荷爾蒙分泌減少，造成骨質快速流失。

那麼男性又是為何罹患骨質疏鬆症呢？男性骨本不保，往往和用藥有關。例如，罹患COPD（慢性阻塞性肺病）或腸胃病等疾病用藥，以及服用某一類抗憂鬱劑，容易引發骨質疏鬆的副作用。

罹患骨質疏鬆症已經成為日本國民需要照護的第三大原因，病人之所以無法自理生活，往往是因為跌倒和骨折。骨質強度不足，身體的重量會壓壞脊椎，造成壓迫性骨折，手腕、手臂或大腿稍微受力，也可能導致關節連結處骨折斷裂，就此不良於行。

此外，骨骼與全身的健康息息相關。有資料顯示，糖尿病人罹患骨質疏鬆症比例偏高，原因是糖尿病人的胰島素往往分泌不足，或是胰島素功能低下，而胰島素也有促進骨質合成的作用。

人體骨骼有新增骨質的成骨（造骨）作用，同時也有破壞老舊骨質的破骨作用，每天都在骨質破壞與新生的增減之間維持平衡。成骨作用與破骨作用的平衡，同樣受到生理時鐘掌控，白天進行破骨作用，晚上進行造骨作用。而傍晚運動，有助於活化入夜後的成骨作用。

想要預防骨質疏鬆，選擇加諸於骨骼重力的運動，可以刺激成骨細胞的活性，像是**健走時多上下樓梯，或是踏步走，防骨鬆的效果會更好**。

傍晚攝取鈣質與維生素D，吸收更有效率

鈣質參與人體的肌肉收縮、血液凝固、神經傳導等作用，是極其重要的礦物質。若

是飲食攝取鈣質不足，身體只好釋出骨頭裡的鈣質來補充，久而久之會傷及骨本。所以平日應攝取足夠的鈣質，以便保住骨本。

如同前面說到，晚上攝取鈣質，更有利於骨質吸收，所以晚上吃鈣比白天有效。富含鈣質的食物有牛奶、起司、小松菜、小魚等。含鈣的食物和菊芋、牛蒡等富有菊糖的水溶性纖維一起吃，還可提高夜間的骨鈣吸收。

此外，鈣質與維生素D、維生素K一起食用，也能達到提高吸收效率的作用。含有維生素D的食物有乾香菇、乾木耳、舞菇、魩仔魚、鮭魚、秋刀魚、鰻魚、蛋黃、豬肝等；富含維生素K的食物有納豆、菠菜、花椰菜、乾香菇、高麗菜等。

大多數日本人都缺乏維生素D，但其實只要接受陽光的紫外線照射，人體就能夠自行合成。方法是露出臉部和雙手，冬天曝曬三十分鐘至一小時，夏天在避開暑熱的樹蔭下待三十分鐘左右，身體就能合成足夠的維生素D。在運動中不忘積極曬太陽，可說是一兼二顧的保健妙方。

7 想要健康老，請先存「肌金」

「肌」不可失！老人要預防肌力衰退

肌力在人體二十歲左右達到最高峰，之後就開始衰退，如不加以鍛鍊，肌肉會以每年一％的速度流失，倘若以二十歲的肌力為百分之百，五十年後的七十歲，肌力就只剩五〇％。這就相當於二十歲用兩條腿的肌力支撐體重，到了七十歲只剩一條腿的肌力硬撐。肌力衰退到這個地步，站起身時必須用手輔助撐起身體，或是得「欸咻」出聲，使盡吃奶的力氣才能夠行動，出現以上種種老態，也不令人意外。

肌肉會隨著年齡流失，肌力也跟著衰退，導致上年紀的人越來越懶得動。不想出門，加上蛋白質攝取不足、病痛纏身等原因，導致活動量減少，營養又失調，多重因素疊加之下，肌肉嚴重流失，以至於罹患「肌少症」。

想知道自己是否罹患「肌少症」，可以參照第224頁的自我檢測方法。

人一旦罹患肌少症，會變得步伐遲緩，趕不上綠燈結束前過完馬路、動不動踉蹌而險象環生，還會因為握力不足而扭不開保特瓶蓋，種種簡單的日常動作也成了高難度挑戰。肌肉如果持續流失，會演變成「衰弱症」，整個人陷入無力的虛弱狀態。

上年紀的人要格外提防「肌少症」和「衰弱症」上身。「衰弱症」是肌肉流失引發「肉體衰弱」，而失智和憂鬱等的「精神・心理衰弱」，則會導致逐漸和社會脫節，造成「社會性衰弱」。一旦發生「肉體衰弱」，往往容易走向其他兩種衰弱。

誠如第68頁的專欄所言，近年來醫療界有越來越多的聲音呼籲，高齡者宜保持稍微「福態」的體型，更有利於延年益壽。「福態」的真意，不是肥胖，而是維持肌肉量，慎防肌少症，避免ＢＭＩ掉太低。根據厚生勞動省頒布的「日本人飲食攝取基準」，五十至六十四歲的ＢＭＩ目標是20至24.9，六十歲以上的長輩則調高到21.5至24.9。

圖8 自行檢測 是否罹患肌少症的簡易方法

要知道自己是否罹患肌少症，可以從小腿圍簡單測知。方法是用雙手大拇指和食指圈住小腿肚，如果雙手和小腿肚之間出現空隙，罹患肌少症的可能性高。

指圈檢測法

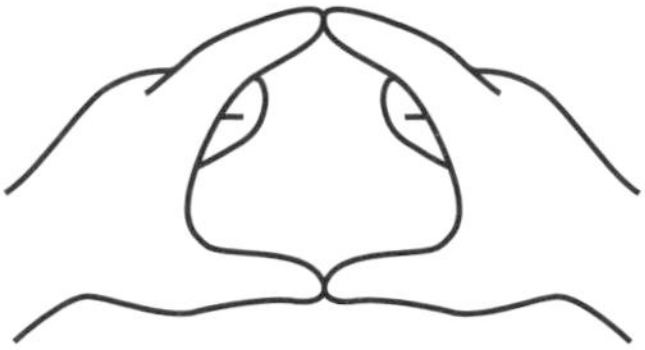

1 以雙手大拇指和食指圍成圈。

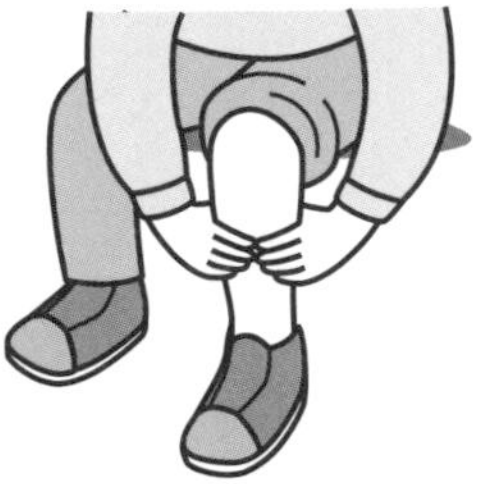

2 圈住非慣用腳小腿肚最粗的地方。

低 ← 肌少症的可能性 → 高

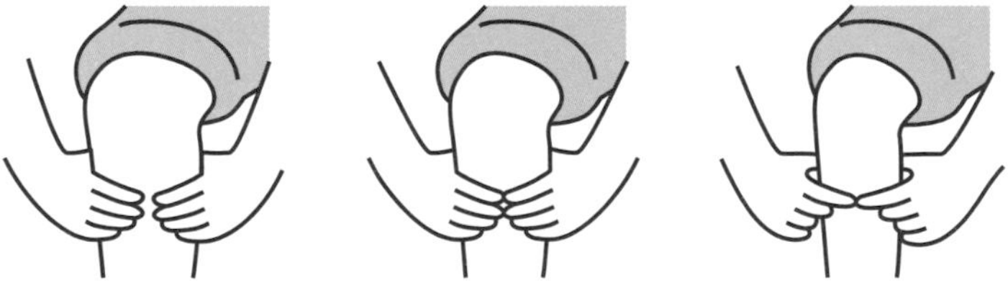

無法圈住　剛好能圈住　出現空隙

參考資料出處 Tanaka T.：Geriatr Gerontol Int 2018：18（2）：224-232

早上充分攝取蛋白質，傍晚做運動

預防肌少症和衰弱症的第一步，是充分攝取建構肌肉的原料，也就是蛋白質。之前已經說明，肌肉會在「合成」與「分解」之間循環往復，充分攝取蛋白質，保持「合成」多過「分解」，就容易長肌肉。上年紀的人往往食量變小，因此更要刻意提醒自己多攝取優質蛋白質。

蛋白質的最佳攝取時間是早上。有研究指出，儘管每天攝取固定分量的蛋白質，但如果早上吃的蛋白質量偏少，肌肉仍難以充分增長，比較容易罹患肌少症和衰弱症。

調查日本國民中壯年到高齡者每餐的蛋白質攝取量，發現八成的人口都有早餐蛋白質攝取不足的問題（每餐蛋白質攝取量不足二〇公克），尤其是女性的攝取量更是偏少。午餐則有半數的人蛋白質攝取不足，晚餐大約一成的人未能攝取足夠蛋白質。

研究人員調查年長者早餐的蛋白質攝取量與肌肉的相關性，發現早餐攝取蛋白質越多，肌肉量越多，握力越強，也比較少發生高齡者常見的骨骼肌流失問題。

早餐方便攝取的蛋白質食物有牛奶、起司、大豆製品等，黃線狹鱈[30]的魚肉蛋白質近來也引發關注。研究人員以「可自力行走的高齡女性」為實驗觀察對象，讓她們攝取黃線狹鱈魚肉十二個星期，結果發現其骨骼肌的增長效率比飲用牛奶的效果更好。

黃線狹鱈魚的魚肉經常出現在各種水產加工製品中，像是白肉魚的炸魚排、魚肉堡、蟹肉棒、竹輪、魚板、魚肉香腸等，各位不妨巧妙運用這些食品，為早餐的蛋白質加量。

在眾多蛋白質食物當中，以分解快、吸收容易的蛋白質，增肌效果比較好。研究人員觀察高齡者長達八年，發現能維持握力且認知機能良好的長輩，都是在早晨攝取易消化吸收的蛋白質，而不是在午餐或晚餐。根據PDCAAS（Protein Digestibility Corrected Amino Acids Score，蛋白質消化率校正胺基酸評分）的基準，人體對雞蛋、牛奶、酪蛋白、大豆、牛肉等的蛋白質有很高的吸收率。

攝取足夠的蛋白質，並在體溫和代謝率最高的傍晚來個散步或健走等運動，可以維持或增加肌肉量。這對於高齡者而言十分具有意義，因為上年紀的人保有更多的肌力，能夠延長生活自理期間，也意味著延年益壽。

預防年長者的肌少症，除了最重要的早餐攝取蛋白質以外，不妨在睡前補充少量的蛋白質或胺基酸，以預防肌肉在夜間分解的自噬作用（參照第54頁）。

30 譯註：學名為Gadus chalcogrammus，俗稱圓鱈、阿拉斯加鱈魚、明太魚。

8 能吃能動，啟動良性循環

從小養成吃早餐的習慣

根據日本體育廳[31]的「平成三〇年度體力・運動能力調查」，歸納學童吃早餐的狀況與體能的相關性可知，每天吃早餐比不吃早餐的孩子體能得分更高。無論是小學生、中學生、男學生、女學生，調查結果都一樣。

東京都港區中、小學生食育研究調查也顯示，早餐蛋白質攝取率高的孩子，肢體的活動力強，體能也更好。

本書第二章已經說明，不吃早餐會導致孩子的學習能力和專注力低落，並且引發肥胖等健康問題。從小養成吃早餐、白天跑跑跳跳的生活習慣，可說是為將來的一輩子打下堅實的健康基礎。

中年慎防作息夜型化與代謝症候群

中年期面臨的最大健康考驗，莫過於代謝症候群。生活夜型化導致生理時鐘紊亂，是引發代謝症候群的一項重大因素。

生活在每天二十四小時無休的現代社會，夜型化作息或許更有助於適應社會環境。不是所有從事日夜輪班或專職夜間勤務者都能夠自在切換為晨型人，所幸現在可以透過時間營養學和時間運動學，知道何時用餐、何時運動有助於修正各種時差帶來的健康問題。

說到預防肥胖與代謝症候群，大眾的焦點容易聚集在瘦身減肥，然而我想提醒大家，如果把重點放在「如何將食物有效轉化為能量，發揮自我效能，把人生過得更充實有意義」，會是更積極的選項。

31 譯註：スポーツ庁，日本行政機關之一，隸屬於文部科學省。

銀髮族打造隨時都可自在活動的強健體質

骨質疏鬆症、肌少症與衰弱症是年長者的惡夢，若不能阻止病情加重，到後來就需要人看護，大大影響老後的生活品質。

年長者想要延長健康壽命，必須更加意識到維持肌肉量的重要性，而時間營養學與時間運動學可以幫助年長者留住肌肉。

此外，上年紀的人生理時鐘會自然朝向晨型人發展，總是在天亮前醒來的人，不妨善用「夜間照明」（請參照第四章），調整生理時鐘，提升日常的生活品質。

Column

時間藥理學——解開一天中易發病的時辰之謎

不同的疾病在一天當中各有其容易發病的時段（參照第231頁的圖9）。

每年都會困擾許多人的花粉症，最嚴重的發病時間並非花粉四散紛飛的大白天，而是一大清早。花粉症患者清早起床開始噴嚏連連，眼淚鼻涕齊出的症狀，有「拂曉攻擊」（morning attack）之稱。

氣喘病患則往往在黎明時分忽然喘起來。

動脈硬化、腦梗塞常見於血壓容易飆升的早晨，傍晚是血壓的高峰時段，也是腦出血、腦梗塞的好發時間。慢性關節炎引發的手部關節僵硬症狀，在早晨剛起床時最明顯，稱為「晨僵現象」。

總之，不同的疾病受到人體生理時鐘的影響，而各有其好發時間。

為解開疾病好發時段的箇中原因，以便強化藥物的使用功效，發展出「時間藥理學」（Chronophavmacology）這一門學科。

比方說，引發胃潰瘍的原因在於胃酸，胃酸的分泌特性是白天少，夜晚分泌旺盛。所以使用制酸劑的時機，宜選在晚上就寢前服用。

像這樣廣泛涉獵新學門的新發現，釐清疾病好發時段與生理時鐘的相關性，藉此讓現有藥物發揮更大的功效，以減少用藥量、降低藥物副作用，不啻為全民保健的福音。

圖9 罹病者一天當中容易發病的時段

生理時鐘也會影響疾病的發作時間，事先預知可以防患於未然。

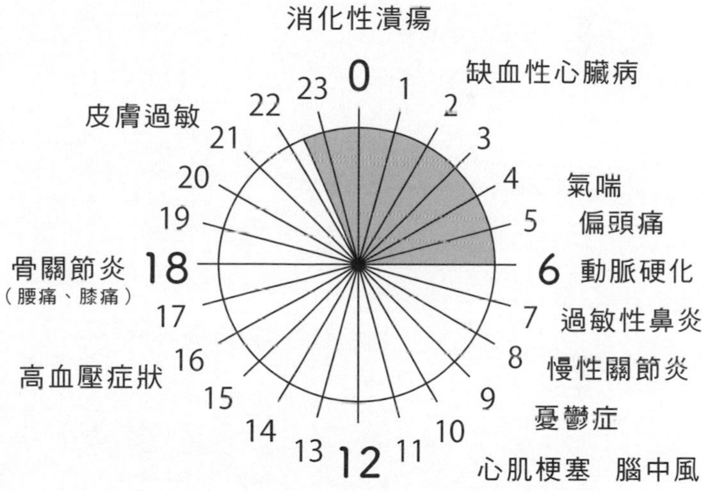

參考書目《時間藥理學》（作者：小川暢也）

第 6 章

如何善用時間營養學Q&A

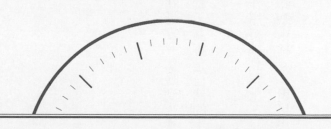

1 飲食篇

吃早餐沒那麼難

Q：早上完全沒胃口，還得勉強吃早餐嗎？

A：早上沒胃口，可以稍微從事輕度活動，自然就會有食慾了。

科學家研究人體的食慾變化規律，發現早晨的食慾通常處在低點，傍晚到夜裡食慾轉趨旺盛。也就是說，早上沒胃口吃早餐，晚餐和消夜容易暴食，其實是自然的生理現象。

之所以如此，是因為前一天晚上睡眠當中分泌的瘦體素，作用持續到早上。身體不會無故分泌荷爾蒙，睡眠當中分泌瘦體素，是為了預防能量在睡眠中枯竭，所以盡可能把能量儲存起來。

我們不妨將思路換個角度：並不是早上沒胃口卻要勉強吃早餐，而是自己的飲食習慣哪裡出了問題，才導致早上沒胃口。這值得仔細加以檢視。

我自己的習慣是，早上起床先出門散步，在輕鬆活動肢體的過程中，會逐漸感到肚子餓起來。在戶外的陽光下散步、做國民體操或伸展操等，也有助於重新校準生理時鐘（中央時鐘）。

Q：前一天的晚餐是否會影響第二天早上的食慾？

A：前一天的晚餐的確是重點。晚餐吃太飽，或是不僅吃了晚餐，連消夜也不放過，又或者晚上進食後到就寢之間的時間太短，胃裡的食物遲遲難以消化，這些都會影響第二天早上的食慾。如果有這樣的習慣，要一一改善。

前一天最後的進食時間，和第二天的早餐之前應相隔十二小時，當中保持空腹，給身體充分斷食的休息時間，這麼一來，早晨自然就胃口大開了。請務必一試。

「肚子餓就吃」的觀念正確嗎？

Q：我長時間坐辦公桌，運動量偏少，不知是否因為如此，很少感覺肚子餓。我聽說想要減肥的話，肚子餓了再吃，會比三餐定時更容易瘦下來，這是真的嗎？

A：三餐不定時，其實比較容易發胖。這是為什麼呢？

首先，兩餐之間的間隔時間太長，吃下第二餐在飯後血糖容易飆升。舉例來說，中午1點吃午餐，會有一段時間感到飽足，若晚餐等到晚上9點才吃，斷食時間長達八小時。而根據調查，晚餐只不過延遲二到三小時進食，血糖值就會驚人飆升。血糖值飆高，未能消耗的多餘血糖會轉變為脂肪儲存起來。而血糖經常飆升與脂肪堆積，都會影響胰島素的作用效率變差，久而久之就形成糖尿病，所以要盡可能避免容易刺激血糖飆升的飲食習慣。

其次是三餐不定時的人，往往會在兩餐之間有意無意吃些零嘴點心，一不小心就容易吃多了，攝取過量卡路里，造成肥胖。

提問者說自己不太容易感覺餓，我研判比較可能屬於第一個原因，也就是兩餐之間的間隔時間太久。

Q：每天的狀況不一，用餐時間難固定，有時下午3點吃中餐，直到晚上10點才吃晚餐。想要讓自己三餐定時，但不知該如何著手才好？

A：三餐不定時的人，可以先從每天在固定的時間吃早餐開始。每天在固定時間進食的好處，是可以為自己建立一套新的作息節律，稱為「預知行動節律」。就像是為自己植入一個「胃腸時鐘」，胃腸會在每天的同一時間咕嚕咕嚕響起，通知你「該吃飯了」。

實驗室裡，每天在同一時間餵食大鼠和小鼠，觀察後可以發現，實驗鼠在餵食時間的二到三小時之前就開始活潑起來。此後，即使是在該餵食的時間沒給食物，牠們仍然習慣性地在同一時段變得活潑好動。這是因為大腦的學習機制記住了餵食時間，並且將它輸入到一天的作息節律中。

「預知行動節律」的不可思議之處在於，無論是以四十八小時或十二小時的節律餵食實驗鼠，都很難建立牠們的「預知行動節律」，唯有接近二十四小時的生理節律，最容易植入實驗鼠的作息模式中。研究更發現，同樣都是甜味食物，餵食葡萄糖更容易建立實驗鼠的「預知行動節律」，但人工甜味劑就沒有這樣的效果。

早晨的身體需要胰島素來校準生理時鐘，而葡萄糖有促進胰島素分泌的作用，每天早晨在固定時間吃早餐，適量攝取米飯和麵包等碳水化合物，建立自己的「預知行動節律」，以後每到早晨的固定時間點，肚子就會咕嚕咕嚕叫你「該吃飯了」。

早餐時間一旦「定錨」，午餐和晚餐也要盡量保持適當的時間間距，不要讓斷食的時間過久，身體便能逐漸養成正確的用餐規律。

認真吃早餐也不會發胖的妙方

Q：為了養生開始規律吃早餐，為何反而養出肥肉？

A：想要透過規律攝取三餐，達到強身健體的目的，大前提是一整天的飲食總量必須維持不變。

吃早餐可重新校準生理時鐘，是展開全新一天的重要起手式。一天三餐當中，唯獨早餐吃得豐盛也不必擔心發福，每天早晨安心享用一頓有碳水化合物、蛋白質、脂肪、膳食纖維、維生素的營養早餐，真是何其幸福呀！

然而，對原本不吃早餐，或向來草率解決早餐的人，一旦開始吃早餐，或加重早餐分量時，就必須相對減少其他餐食的攝取量，尤其晚餐最好少吃一些。也就是說，必須在「一整天飲食總攝取量不變」的前提下，調整三餐的比重配置。多數人早餐吃得簡單，晚餐吃得豐盛，現在只是把比重倒過來，早餐吃得豐富，晚餐簡單吃，又或者，把總量平均分攤在三頓飯吃，瘦身效果就會大不相同。

Q：如果要將晚餐的食物改到早餐食用，該怎麼吃會比較好呢？

A：一頓正餐會有主食、主菜、副菜，而碳水化合物的主食被人體消化吸收後，若是熱量沒有消耗掉，身體會以脂肪的形式儲存起來。早餐多吃一點碳水，晚餐少吃一點，可以減少熱量儲存，就比較不容易發胖。

然而，我們儘管理解這個道理，卻未必能夠管好自己的食慾，最終很可能三餐大吃大喝，一天總量超標。建議不妨將每餐的飲食拍照做成紀錄，這樣吃多吃少一目了然。

此外，借助飲食管理APP，也不失為檢討自己飲食偏誤的好辦法（參照第148頁專欄）。

把生理時鐘調整為晨型人的飲食法

Q：想要將生理時鐘調整為晨型作息，早餐該如何吃、晚餐又該避開哪些食物呢？

A：想要調整為晨型作息，早餐要吃容易影響生理時鐘的食物，晚餐要吃不容易影響生理時鐘的食物。

血糖上升會刺激胰島素分泌，而生理時鐘會對胰島素起反應，容易受其影響加快或延遲。米飯能刺激血糖上升，誘發胰島素大量分泌，是容易影響生理時鐘的食物。因為早晨必須借助早餐校準生理時鐘，所以吃米飯再好不過。

此外，麵包、穀物類的碳水化合物，也適合在早上吃。

相反地，入夜後吃碳水化合物，會延緩生理時鐘步調，令人朝向夜型化作息發展，尤其是深夜時分，更要盡量避免攝取高GI的碳水化合物。

晚餐的主食則正好與早餐相反，應選擇不易刺激血糖上升、能減少胰島素分泌的低GI食物，所以蕎麥麵比烏龍麵好，糙米飯比白米飯好，全麥麵包更優於白麵包。

Q：選擇副菜有哪些注意事項？

A：可校準生理時鐘的食物，除了碳水化合物之外，還有蛋白質，以及富含DHA和EPA的青皮魚（脂）、蔬菜和海藻裡的維生素K等。蛋白質在人體的消化過程中，會刺激身體分泌出作用類似胰島素的生化物質，加快生理時鐘。

早餐攝取蛋白質有鞏固作息晨型化的效果，傍晚運動時，這些蛋白質還會幫我們長肌肉。晚餐攝取適度的蛋白質，只要不是大魚大肉，就不必擔心會像碳水那樣強烈影響生理時鐘的節律。

2 瘦身篇

如何有效降低壞膽固醇？

Q：我的體重雖然合乎標準，可是過了五十歲以後，所謂的壞膽固醇（低密度膽固醇）卻年年升高。我自認沒有飲食過量的問題，想請問我在飲食和運動方面該注意哪些事？

A：除了全面檢討飲食生活，從事有氧運動也能夠幫助改善壞膽固醇。

人體的膽固醇可以粗略分為「HDL」（高密度膽固醇）與「LDL」（低密度膽固醇）兩大類。LDL原本是用來製造細胞膜等身體組織的重要材料，但是過量的LDL會沉積在血管內皮，引發心肌梗塞、腦梗塞等危險，LDL也因此多了一個「壞膽固醇」的封號。

提問者並非飲食作息不節制，但是LDL卻年年升高，原因有可能來自上年紀以後的代謝功能低下，一旦「攝取的能量」多過「消耗的能量」，就容易累積成為中性脂肪和ＬＤＬ。

想要降低ＬＤＬ，改善飲食生活很重要。魚油（ＤＨＡ、ＥＰＡ）能降低血液中的膽固醇和中性脂肪，達到通暢血流的作用。富含植物性蛋白質的大豆製品，可抑制ＬＤＬ被人體吸收。此外，建議多攝取蔬菜和海藻類，少吃加工食品和點心零食，並適度補充堅果。堅果富含Omega-3脂肪酸，和魚油的功效相近。

運動方面，可從事健走、騎自行車、游泳、慢跑等有氧運動。選在體溫和身體代謝效率高的傍晚運動，效果更好。

利用調整飲食並養成運動的良好習慣，血脂肪將逐漸回歸正常標準。

當肚子掛上「游泳圈」……

Q：我的腰圍越來越粗，褲腰帶得放寬兩格，一量之下竟比以前多出八公分，請問該如何減掉多餘的腹部脂肪呢？

A：附著在腹部的脂肪，稱為內臟脂肪（參照第103頁專欄），是相對比較容易減掉的體脂肪。

內臟脂肪和皮下脂肪同樣都是中性脂肪，但內臟脂肪細胞比皮下脂肪細胞體積小，也比較容易消除。

一天當中運動燃脂的最佳時間點，就在體溫和身體代謝率最高的傍晚。想減掉內臟脂肪，健走、快走、游泳、慢跑等有氧運動效果好。根據換算，腰圍減去一公分，相當於體重減少一公斤，建議以每個月減掉一公分腰圍的速度為目標，持之以恆地保持運動習慣。

想減掉一公斤體脂肪，必須燃燒七千大卡熱量，管住嘴（檢視飲食習慣，避免吃進過多熱量），邁開腿（勤運動消耗熱量），瘦身效果指日可待。

瘦身的飲食原則與降低LDL一樣，可以從BMI的標準體重換算自己應攝取的卡路里，防止吃太多卻不自知。

富含Omega-3脂肪酸的魚油、堅果，可以在血液裡的中性脂肪轉化為內臟脂肪之前，發揮「半路攔截」的作用。

只靠節食來減肥，容易造成肌肉流失。唯有確實攝取蛋白質，同時配合運動燃燒脂肪，才是健康瘦身的王道。

輪班工作時，如何執行小斷食

Q：我是輪班工作者，必須值夜班，我想要實行每天十二小時的小斷食，但是遇到值夜班的日子，是否仍然遵守「１２１２間歇性斷食法」的原則即可？

A：值夜班的日子仍遵守間歇性斷食的用餐時限，可以幫助我們維持一定的瘦身保健效果。

研究報告指出，設定用餐時段限制的小斷食，不僅有益健康，也能夠預防肥胖，延年益壽。基本上，只要配合生理時鐘，設定一日的進食時段即可，也就是從早上的第一頓飯開始算起，十二小時內吃完中餐和晚餐。

值夜班意味著必須「在人體的非活動時段用餐」，不過間歇性斷食的大原則仍不變，只要從一天的第一餐開始算起，在十至十二小時之內吃完三餐即可。

原本的理想做法，應該配合生理時鐘，設定用餐時限，但是礙於上夜班，不得不稍做權宜變通。儘管如此，比起想吃就吃，完全不設限，間歇性斷食的進食時段限制，可以防止輪班工作容易造成的過食與飲酒問題，對於預防肥胖和保持健康仍大有助益。

3 睡眠篇

午後工作中，睡意陣陣襲來，怎麼辦？

Q：吃過中飯以後，人總是特別睏。因為是在家工作，我暫且先躺在沙發上小憩，誰知道一覺醒來已經過了一個半小時。雖然試過設鬧鐘，限制自己只能睡半小時，但醒來仍是迷迷糊糊，精神不濟。我要如何改善才好呢？

A：根據各種流行疫學調查的結果，午睡十五到三十分鐘左右，並不會影響晚上的睡眠。但是超過這個長度，或是下午三點以後才午睡，入夜後便不易成眠，導致作息朝向夜型化發展。

午睡再長也不宜超過三十分鐘的另一個原因，是一旦超過三十分鐘，就會進入深度睡眠，導致人不容易醒來。

此外，建議午睡前先喝杯含有咖啡因的咖啡或茶，對小睡後清醒也有幫助。

Q：午餐後特別容易感到強烈的睡意來襲，該怎麼辦？

A：白天用餐後容易打瞌睡，是飲食內容的緣故，可以嘗試減少碳水化合物的攝取量。碳水化合物（糖分）容易刺激血糖飆升，之後又迅速下降，形成上下劇烈震盪的「高血糖峰值」，並伴隨強烈的睡意和倦怠感。

早餐吃得豐盛，中餐攝取充足的膳食纖維，可預防高血糖峰值。此外，並檢視自己的睡眠時間是否充足。

Q：每天雖然睡足六小時，卻仍感覺睡不飽，該怎麼辦？

A：慢性睡眠不足，白天常感到昏昏欲睡的人，可以試著將就寢時間提前半小時。雖然只是小小的改變，卻可以擺脫睡眠不足的困擾。

此外，晚上睡覺前不看電視，室內照明調暗一點，也能營造輕鬆舒適的助眠氣氛。

上了年紀，夜裡輾轉難眠有何解方？

Q：年過七十五歲以後，總是很難入睡，躺在床上輾轉反側，請問有什麼改善睡眠的妙方嗎？

A：想要夜晚好眠，白天應該盡量多到戶外活動。

上年紀的人，夜晚躺在床上睡不著，或是睡睡醒醒，又或是天沒亮就醒來再也睡不著……這些睡眠的煩惱，容易伴隨年紀漸長而紛紛出籠。

改善睡眠品質是有方法的。研究顯示，年長者白天接受「光療法」，也就是在陽光下活動，可以促進助眠的褪黑激素生成，在夜晚旺盛分泌，讓人香甜入夢。

年長者為了好睡，有時會使用藥物，但藥物依種類和用量不同，有的容易造成認知功能低下，有的會引發昏眩，造成跌倒等危險，因此不宜自行貿然使用，務必和自己的醫生慎重討論後再決定。

想要安然入眠必須具備兩大要件。一是生理時鐘的作用，時間到了，自然會催促你發睏；另一則是累積疲勞感等的睡眠誘導物質，直至超出身體的容忍限度。當生理時鐘的睡眠開關與疲勞容忍限度的開關順利啟動，人就會進入酣睡模式。

高齡者最好的安眠藥是「白天的陽光」。中午前，在陽光下活動、待在光線明亮的窗戶邊，都有助於改善夜間的睡眠品質。尤其是健走、踏青、簡單的農務或園藝工作等戶外活動，除了帶來適度的疲勞感，也能夠校準褪黑激素的分泌節奏，帶來夜晚的好眠。

Q：何時服用保健品，助眠功效最佳？

A：市售的助眠保健品，以甘胺酸、色胺酸、茶胺酸最常見。

甘胺酸是一種胺基酸，傍晚服食可作用於大腦上視神經交叉核，促進體表血流增加，降低深部體溫，召喚睡意。

色胺酸則適合早晨飲用，經過白天在明亮的環境下活動，到了晚上，褪黑激素大量分泌，令人萌生睡意。

茶胺酸是綠茶裡的成分，有放鬆神經的效果，選在傍晚時服用，舒緩壓力的作用更好。

如何校正熬夜或晚睡造成的生理時鐘紊亂？

Q：因為工作緣故，一個月當中總有幾天必須熬夜，有時甚至通宵到天亮。如果不想因此打亂生理時鐘的正常節律，熬夜的當晚或第二天，我該把握哪些重點呢？

A：建議你在熬夜前後仍應盡可能維持平日的作息，尤其要克制消夜和運動量。

平日生活作息規律的人，如果只是一個月有幾天不得不熬夜或通宵開夜車，尚不至於打亂生理時鐘。除非是像三班制的輪班工作，長期作息紊亂成為常態化，就真的會擾亂生理時鐘。

如果無論如何都必須熬夜，要盡可能降低熬夜對生理的影響，方法是維持平日的正常作息。在熬夜的當天，打起精神告訴自己，「今天要打硬仗囉！」晚餐準時開飯，盡量不要延後，也別多吃消夜，節制夜間運動，避免過度明亮的室內照明，抓緊空檔假寐，哪怕只是片刻都好。

第二天若是感到疲勞，午間小睡三十分鐘即可，晚上則比平日稍微早點就寢。倘若因為熬夜，第二天早上就開始補眠，反而會擾亂生理時鐘，造成夜晚難入睡。

面臨大考的考生，最遲該在幾天前調回晨型作息？

Q：我家孩子是考生，晚上必須上補習班，回家還得K書到半夜，請問，他最遲應該在大考的多久前，轉換為晨型的作息型態呢？

A：為了發揮最佳臨場表現，我建議最遲必須在大考前的十天，轉換為晨型作息規律。重大考試通常從早上開始舉行，把自己調整為上午活動力十足的晨型人，是致勝關鍵。然而，想要將生理時鐘轉換為晨型人，需要一定的適應期。如果在大考前一個月調整作息有困難，最遲也要在十天前進行如下的重點調整。

❶ 每天早晨在同一時間起床，讓自己沐浴在晨光中。

❷ 一定要吃早餐。

❸ 在固定的時間規律用餐。

❹ 盡量在固定的時間上床睡覺，睡前兩小時避開亮晃晃的室內照明、智慧型手機和平板電腦等3C螢幕的藍光。

❺ 早晨為了校準生理時鐘，應從事輕度運動，傍晚出去走路或是慢跑。

❻ 不分平日假日，都保持同樣的作息規律。

如何調整室內照明、提升睡眠品質？

Q：該如何調整夜間室內照明，給家人舒適的睡眠環境呢？

A：睡前數小時，降低室內照明的亮度，讓環境稍顯幽暗，可以幫助睡眠。

到國外旅行，住當地飯店，會發現飯店喜歡用暖色系燈光，營造安心舒適的輕鬆氣氛。對於習慣走到哪裡都是燈火通明的日本人來說，或許會感覺國外飯店的燈光過於昏暗，但這對生理時鐘來說卻是剛剛好。

科學家研究得知，夜間只是兩百勒克司（Lux）的室內燈光亮度，都會干擾睡眠，而日本目前的一般室內照明，動輒四百至五百勒克司，說它「亮過頭」也不誇張。

而且這些居家照明，多半不是日光色或白熾燈，而是藍白色調的螢光燈，藍白光有抑制褪黑激素的作用，並不利於睡眠。建議家中使用可調整色度和亮度的照明燈具，在夜晚就寢前數小時，調成橘色調燈光，並且將亮度調低，應該可以為居家帶來不一樣的睡眠感受。

作者簡介

・柴田重信

九州大學藥學博士，早稻田大學時間營養學研究所教授，日本時間營養學會會長。為日本營養學權威。

主編《換個時間吃飯多好！知道就受益的時間營養學》，共同著作《有問有答輕鬆理解生理時鐘健康法》，其他著作包括《吃飯時間影響大・時間營養學入門》等。（書名皆暫譯）

譯者簡介

・胡慧文

東吳大學日文系畢業，之後赴日本進行民間文化交流一年。

曾任日商公司口譯祕書、電視台日劇翻譯、雜誌社駐日本專欄特稿撰寫、出版社主編與企劃編輯。

身體文化CS00190

最強時間營養學：何時吃比吃什麼更重要！讓你吃不胖、身體好、改善睡眠品質的健康新觀念

作　者—柴田重信
譯　者—胡慧文
主　編—郭香君
責任企劃—張瑋之
封面、內頁版型設計—比比司設計工作室
內頁排版—新鑫電腦排版工作室
內頁插畫—Asahi Media International Inc.

總 編 輯—胡金倫
董 事 長—趙政岷
出 版 者—時報文化出版企業股份有限公司
108019台北市和平西路三段二四〇號七樓
發行專線—（〇二）二三〇六—六八四二
讀者服務專線—〇八〇〇—二三一—七〇五
（〇二）二三〇四—七一〇三
讀者服務傳真—（〇二）二三〇四—六八五八
郵撥—一九三四四七二四時報文化出版公司
信箱—10899臺北華江橋郵局第九九信箱
時報悅讀網—http://www.readingtimes.com.tw
綠活線臉書—https://www.facebook.com/readingtimesgreenlife
法律顧問—理律法律事務所　陳長文律師、李念祖律師
印　刷—勁達印刷有限公司
初版一刷—二〇二四年六月二十一日
初版二刷—二〇二四年九月十一日
定　價—新臺幣三八〇元

時報文化出版公司成立於一九七五年，
並於一九九九年股票上櫃公開發行，於二〇〇八年脫離中時集團非屬旺中，
以「尊重智慧與創意的文化事業」為信念。

最強時間營養學：何時吃比吃什麼更重要！讓你吃不胖、身體好、
改善睡眠品質的健康新觀念 / 柴田重信 作；胡慧文 譯. --
初版. -- 臺北市：時報文化出版企業股份有限公司, 2024.06
面；　公分. --（身體文化；CS190）
譯自：脂肪を落としたければ、食べる時間を変えなさい
ISBN 978-626-396-295-8（平裝）
1. CST: 營養學　2. CST: 健康飲食　3. CST: 健康法

411.3　　113006710

ISBN 978-626-396-295-8
Printed in Taiwan